현대 가정의학 시리즈 8

온 가족이 다함께 건강한 한 평생을!!
변비 치료법

완벽한 사진해설

현대건강연구회 편

太乙出版社

머 리 말

변비는 문명병의 한가지이다. 아직 도시화되어 있지 않은 아프리카 지역인들과 구미인들의 변의 통과 시간을 비교해 보면 구미인 쪽이 배 정도는 걸리고 있다. 변비 환자도 그 만큼 구미인 쪽이 압도적으로 많은 것이다. 우리의 변(便)의 통과 시간은 양쪽의 거의 중간으로, 변비도(便秘度)와 문화도(?)는 중간이라고 할 수 있다.

변비는 건강의 적일 뿐만 아니라 피부의 적이기도 하고 또한 노화의 적이기도 하다. 게다가 대장암의 중요한 원인이 된다는 것도 판명되어 있으므로 그야말로 '백해무익'한 것이다. 변비는 대부분 고통을 동반하지 않으므로 그냥 방치되는 경향이 있는데, 되도록 빨리 치료해 두어야 할 것이라고 생각한다.

변비 중에서 가장 많은 것은 이완성 변비(결장성 변비)와 직장성 변비라고 불리우는 타입으로, 이 두가지가 변비의 대부분을 점유하고 있다. 이 중 이완성 변비의 치료는, '첫째로 생활, 둘째 식사, 셋째, 넷째는 없고 다섯번째가 약'이라고 일컬어질 정도로 생활 개선과 식사 요법이 최우선인 것이다.

규칙적인 생활을 하고 매일 정해진 시간에 배변하도록 습관을 들이며 식사는 섬유질이 풍부한 것을 듬뿍 섭취한다 — 변비로 고민하고 있는 사람은 이미 알고 있는 것인지도 모른다. 그러나 '알고는 있지만 좀체로 …'라는 것이 현실이 아닐까? 그리고 머리로는 이해하면서도 실천하지 못하는 것이 변비 치료를 어렵게 하는 큰 요인이 되고 있다.

이 책에서는 이런 전철을 밟지 않도록 변비 해소법의 실체를 철저하게 분석하고 가능한한 구체적으로 해결책을 소개하겠다.

특히 직접적인 수단인 지압이나 마사지에 대해서는 전문가의 지도를 받고 실행을 동반하지 않으면 아무런 효과도 없으므로 이것 저것 시험해 보고서 자신에게 맞는 방법을 꼭 찾아내기 바란다.

변비를 치료하는 체조에 대해서도 효과가 크다고 판단되는 방법을 손쉽게 할 수 있는 것에서부터 상당히 고도의 방법까지 실었다. 이 중에서 꼭 두세가지 마음에 드는 체조를 찾아 몸을 움직이기 바란다.

체조는 매일 실행하는 것이 무엇보다도 중요하고 금방은 눈에 띄는 결과가 나타나지 않더라도 모르는 중에 효과가 나타나게 될 것이니 실망하지 말고 꾸준히 하도록 한다. 운동 부족인 현대인에게 있어서 체조 요법은 특히 중요하다.

물론 생활 습관의 개선이나 식사 요법을 잊어서는 안될 것이다.

이런 방법을 종합적으로 실시할 때 비로소 변비도 자연스럽게 개선되어 가는 것이다. 아무튼 실행해 보는 것이다. 기운을 내자.

단, 얼핏 보면 단순한 이완성 변비로 생각되는 변비 중에는 무서운 대장암이 원인이 되어 있는 경우도 있다. 단순한 변비와 혼돈하기 쉬운 위험한 병은 이 외에도 몇가지나 있다. 이런 때에 일찍이 가정 요법을 실시하면 '반대로 병을 치료할 수 있다'라고 단언할 수는 없다. 변비라고 해도 한 번은 의사의 진단을 받아 두는 것이 좋을 것이라고 생각한다.

변비를 고치는 것은 당신의 지혜와 노력에 달려 있다. 이 책이 당신의 변비를 제거하는데 도움이 된다면 더 바랄 것이 없겠다.

편자 씀

차례 *

머리말 ··· 7

누구나 쉽게 이용할 수 있는 효과적인 변비 치료법

1 마사지로 고친다
자신이 할 수 있는 변의를 일으키는 법 ················· 14

2 마사지로 고친다
누구나 할 수 있는 방법의 요령 ·························· 19

1 지압으로 고친다
정확한 급소 찾는 법과 누르는 법 ······················· 22

2 지압으로 고친다
지압 효과를 끌어올리는 간단한 체조 ················· 27

* 뜸으로 고친다
뜨겁지 않은 뜸으로 고친다 ································ 32

1 증상별·변비 고치는 법
배가 더부룩하여 불쾌할 때 ································ 35

2 증상별·변비 고치는 법
복통이 있을 때 ··· 40

3 증상별·변비 고치는 법
어깨나 등에 결림을 동반할 때 ··························· 45

4 증상별·변비 고치는 법
치질의 괴로운 증상을 동반할 때 ······················· 48

* 차례

5 증상별·변비 고치는 법
고혈압을 동반할 때 ································· 51

6 증상별·변비 고치는 법
고혈압을 동반할 때 ································· 54

1 체조로 고친다
아침에 제일 먼저 침상에서 실시한다 ················ 57

2 체조로 고친다
복근을 힘있게 하여 변의를 일으킨다 ··············· 60

3 체조로 고친다
운동부족 해소에도 도움 ··························· 63

1 누구나 할 수 있는 변비의 치료방법
물구나무 서기로 고친다 ··························· 66

2 누구나 할 수 있는 변비의 치료방법
복식 호흡법으로 고친다 ··························· 69

3 누구나 할 수 있는 변비의 치료방법
변비약의 바른 선택법과 사용법 ····················· 72

4 누구나 할 수 있는 변비의 치료방법
자신이 할 수 있는 간단하고 정확한 관장 방법 ······· 74

1 이렇게 하면 변비를 예방할 수 있다
우선 배변 습관을 들인다 ··························· 77

차례 *

② 이렇게 하면 변비를 예방할 수 있다
변비를 예방하기 위해 듬뿍 먹어야 할 식품 ·················· 80

③ 이렇게 하면 변비를 예방할 수 있다
재발을 막는 일상 동작 ·· 83

④ 이렇게 하면 변비를 예방할 수 있다
변비를 재발시키지 않는 장(腸) 단련법 ························· 86

당신을 변비체질로부터 바꾸어주는 이론편

① 이것만은 알아두자
이것만은 알아두어야 할 변비의 기초지식 ····················· 92

② 이것만은 알아두자
위험한 변비인가 어떤가를 알아보는 법 ························· 96

③ 이것만은 알아두자
변비는 당신의 몸에 이러한 해를 끼친다 ······················· 100

④ 이것만은 알아두자
변의를 일으키는 약간의 요령 ······································ 104

⑤ 이것만은 알아두자
식물 섬유를 충분히 섭취하는 것만으로도 고치는 경우가
많다 ·· 108

⑥ 이것만은 알아두자
변비를 치료하는 비타민 ·· 112

✱ 차례

⑦ 이것만은 알아두자
변비를 조장하는 식사, 먹어서는 안될 식품 ………… *115*

⑧ 이것만은 알아두자
시판약 중 자신에게 맞는 것을 선택하는 방법 ………… *119*

⑨ 이것만은 알아두자
효과를 한층 올리는 약 먹는 요령 ………… *123*

⑩ 이것만은 알아두자
한방 변비약은 이렇게 고른다 ………… *128*

⑪ 이것만은 알아두자
임신 중의 변비는 여기에 주의한다 ………… *132*

⑫ 이것만은 알아두자
임신 중의 변비는 여기에 주의한다 ………… *132*

① 효과적인 변비 치료법
아기와 어린이의 변비는 이렇게 고친다 ………… *137*

② 효과적인 변비 치료법
노인의 변비에는 특히 신경쓸 것 ………… *141*

③ 효과적인 변비 치료법
스트레스가 많은 세대에게 빈발하는 변비 고치는 법 ………… *145*

누구나 쉽게 이용할 수 있는 효과적인
변비 치료법

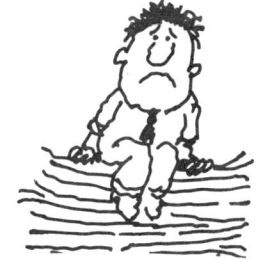

1 마사지로 고친다

자신이 할 수 있는 변의를 일으키는 법

변비가 만성화 되어 있는 사람들의 대부분은 소화가 잘 되는 것만을 먹어 장의 작용이 둔화되어 있다. 변의를 일으키도록 하기 위해서는 무엇보다도 우선 섬유질이 많은 식사를 섭취하여 변의 양을 늘린다. 아침 식사 후 반드시 배변을 시도하여 습관화하는 식의 일상 생활 개선이 필요하다.

변의를 일으킬 때 꼭 활용했으면 하는 방법이 있다. 지압이나 마사지가 그것이다.

배의 마사지는 직접 대장에 자극을 주어 유동운동을 촉진시킨다.

또 뒤 허리의 마사지나 손의 급소 지압은 신경을 자극하여 자율 신경의 활동을 높이고 대장의 운동을 촉진시켜 변의를 일으킨다.

배의 마사지법

①우선 두손의 손바닥을 마주 비벼 따뜻하게 하고 한쪽 손바닥을 아랫배의 배꼽과 넓적다리 중간에 댄다.

②그 손바닥으로 오른쪽 아랫배 배꼽 바로 위, 왼쪽 아랫배의 순으로 옆으로 긴 타원을 그리듯이 마사지한다. 처음에는 손바닥 전체로 10~20회.

③다음에 손가락의 안쪽으로 복벽을 꾹 찌르듯이 누르면서 이동을 반복한다.

④마지막으로 왼쪽 아랫배 요골의 튀어나온 안쪽을 손가락 안으로 서경부(鼠徑部)를 향해 다소 강하게 눌러 붙인다. 이 부분이 바로 S상 결장으로 이 곳을 자극하면 변의를 느끼게 된다.

⑤마사지의 방법으로써 이외에도 한쪽 손으로 주먹을 만들고 그 위에 반대 손바닥을 감싸듯이 겹쳐 배를 누르면서 타원을 그리는 방법도 있다.

허리 마사지 방법

앉기도 하고 의자에 앉기도 하며 웅크리기도 하는 자세로 다소 등을 펴고 뒤로 돌린 손바닥으로 뒤 허리에서 등의 아랫부분을 잘 마사지한다. 뒤 허리가 따뜻해져 가며 자연스럽게 변의를 느끼게 된다.

손가락의 급소 지압 방법

엄지손가락과 인지 사이의 '합곡', 손목의 '신문'은 모두 변의를 느끼게 하는데 효과가 있는 급소이다. 숨을 내쉬고 힘을 가하면 효과가 증대된다.

①합곡은 인지의 뿌리 관절과 손목의 관절 중간인 인지 측면에 있다.

②신문은 손목의 굵은 힘줄이 있는 곳에서 새끼손가락의 측면. 뼈와 힘줄 사이의 오목한 곳으로, 누르면 통증(압통)이 있다.

손바닥을 비벼 따뜻하게 해서 배와 허리를 마사지.

• 배의 마사지 •

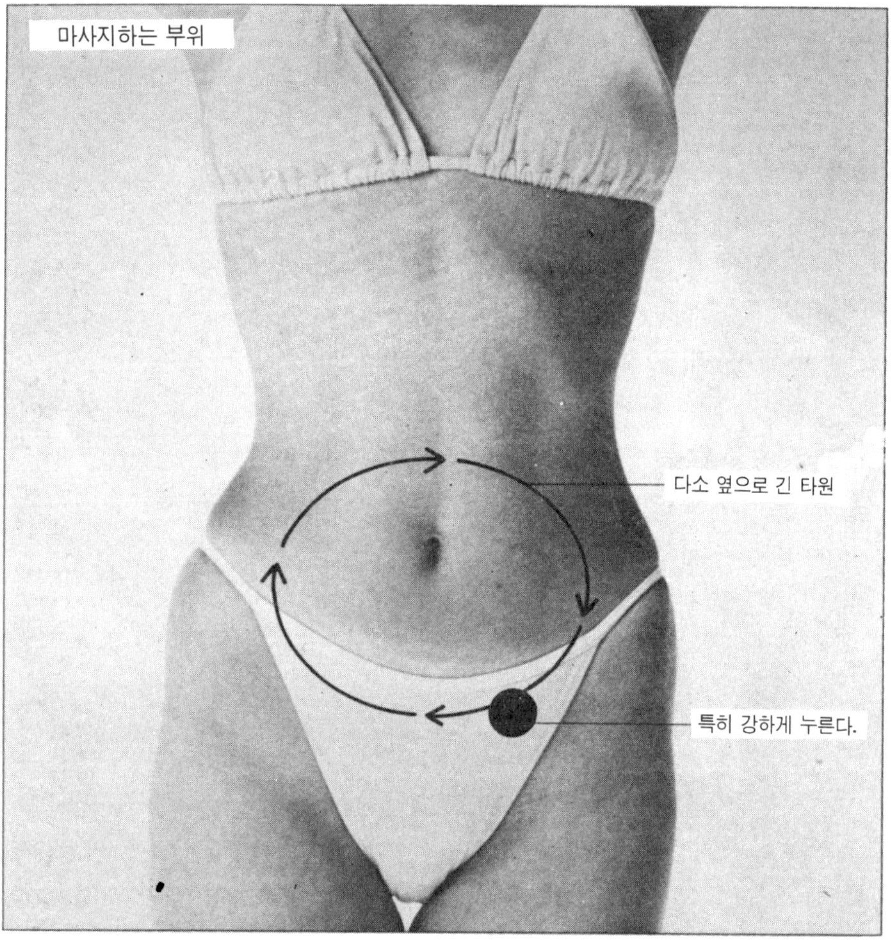

마사지하는 부위

다소 옆으로 긴 타원

특히 강하게 누른다.

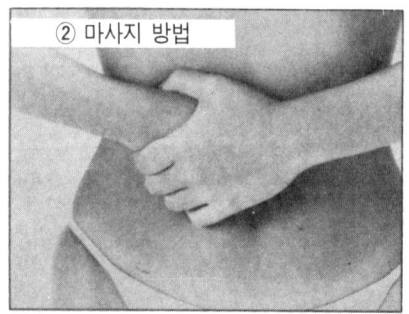

② 마사지 방법

주먹 위에 손바닥을 겹쳐 누르는 힘이 들어가기 쉽다.

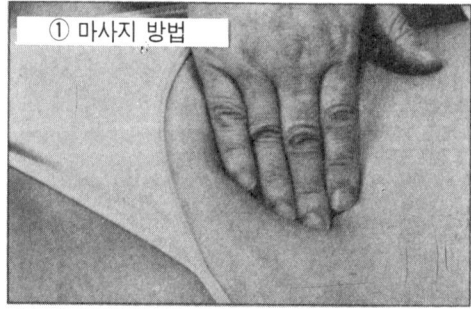

① 마사지 방법

손가락 안쪽을 복벽에 대고 누르듯이 하여 배를 자극한다.

• 뒤허리 마사지 •

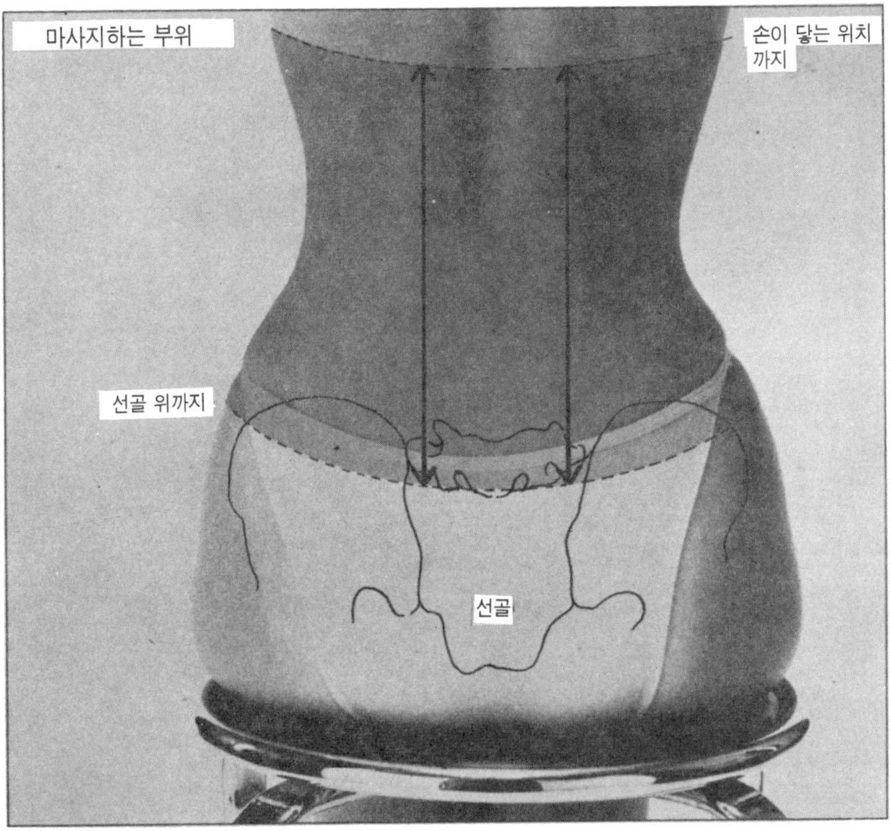

마사지하는 부위

손이 닿는 위치까지

선골 위까지

선골

뒤허리를 손바닥으로 감싸듯이 하여 상하로 마사지한다.

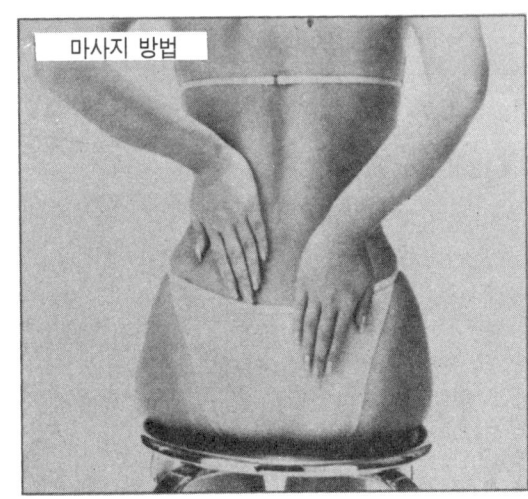

마사지 방법

올릴 때는 손가락으로, 내릴 때는 손바닥으로 자극하는 것이 요령

• 손 급소의 지압 •

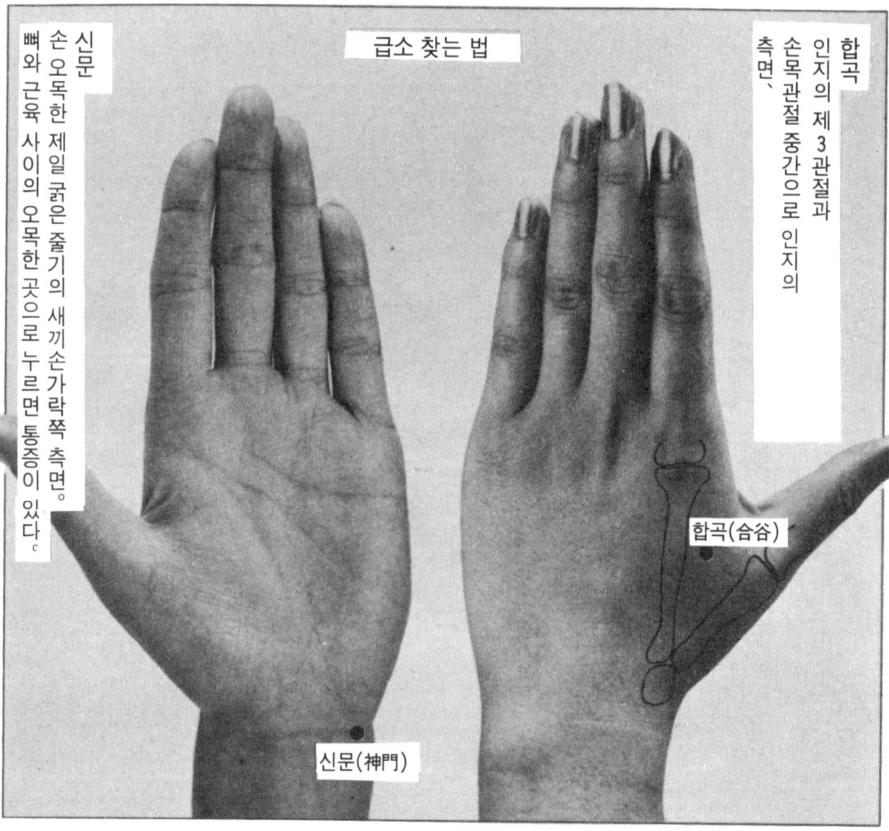

급소 찾는 법

신문
손 오목한 제일 굵은 줄기의 새끼손가락쪽 측면. 뼈와 근육 사이의 오목한 곳으로 누르면 통증이 있다.

합곡
인지의 제3관절과 손목관절 중간으로 인지의 측면.

합곡(合谷)

신문(神門)

신문의 지압

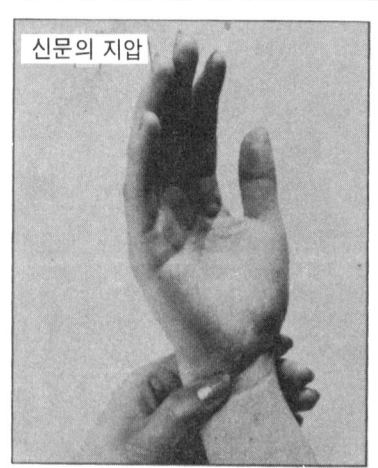

엄지손가락 끝을 돌리면서 지압하면 좋다.

합곡의 지압

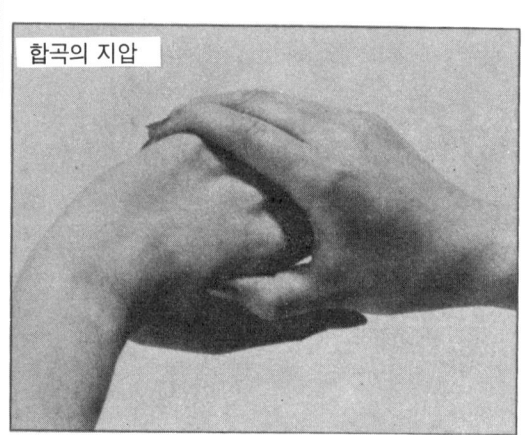

인지의 뼈 측면을 향해 누른다.

② 마사지로 고친다

누구나 할 수 있는 방법의 요령

배의 마사지는 앞항에서도 설명했듯이 자신 혼자서도 할 수 있다. 그렇게 하면 언제 어디에서나 손쉽게 할 수 있어 편리하지만, 효과라는 점에서 말하자면 다른 사람이 해 주는 편이 훨씬 정확하게 할 수 있다.

그편이 장의 연동운동을 보다 촉진시키는 것과 함께 후술할 변비의 특효 급소도 함께 자극하는 것이 되어 내장의 활동을 활발하게 해 주기 때문이다.

마사지 방법

①마사지를 받는 사람은 누워 무릎을 세우고 배의 근육을 느슨하게 한다. 다리를 뻗으면 배의 근육이 긴장되어 마사지의 효과를 충분히 얻을 수 있다.

②마사지를 하는 사람은 그 옆에 앉아 한쪽 손바닥을 배꼽 바로 밑에 둔다. 엄지손가락을 제외한 4개의 손가락 안쪽으로 배꼽 주위를 한 바퀴 돈 다음에 그 바깥으로 나선을 그리며 마사지 한다.

바로 이것은 소장→맹장→상행결장→횡행결장→하행결장→S상(狀) 결장으로 장의 내용물이 흘러가는 순서를 따르는 것이다.

③마지막으로 왼쪽 아랫배(요골이 튀어 나와 있는 안쪽 약간 아래)에 오면 서경부를 향해 약간 강하게 누르고 다음에 손가락 끝을 약간 구부리듯이 하여 위로 당겨 올린다.

④너무 약하면 장으로 자극이 되지 않으므로 주무르는 방법은 불쾌감이 없는 범위 내에서 강하게 한다. 두손의 손바닥 끝을 겹쳐도 좋고 오히려 그 편이 힘을 넣기 쉬운 사람도 있다. 배의 노를 젓는 요령으로 하라고 할 수도 있는데, 이 경우 누를 때 숨을 내쉬고 당기는 것과 함께 숨을 들이마시면 느린 리듬이 되어 받는 사람에게 기분 좋은 자극을 줄 수 있다.

⑤지압을 받는 사람은 전신의 힘을 빼고 지압을 하는 사람과 마찬가지로 누를 때에는 자연스럽게 숨을 뱉고, 당길 때에는 숨을 들이마시도록 해야 할 것이다. 익숙하지 않은 사람은 힘을 넣어 버리는데, 이래서는 지압이 잘 되지 않는다.

⑥마사지를 시작하기 전에 손바닥을 마주 비벼 따뜻하게 해 주는 것뿐만 아니라 증기 타올 등으로 미리 배를 따뜻하게 한 뒤 마사지하면 보다 큰 효과를 얻을 수 있다. 사람에 따라서는 따뜻하게 하는 것만으로도 배가 움직이기 시작하여 효력이 있다는 사람도 적지 않다.

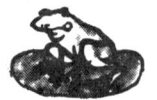

장의 흐름에 따라 배의 노를 젓는 요령으로.

• 배의 마사지 •

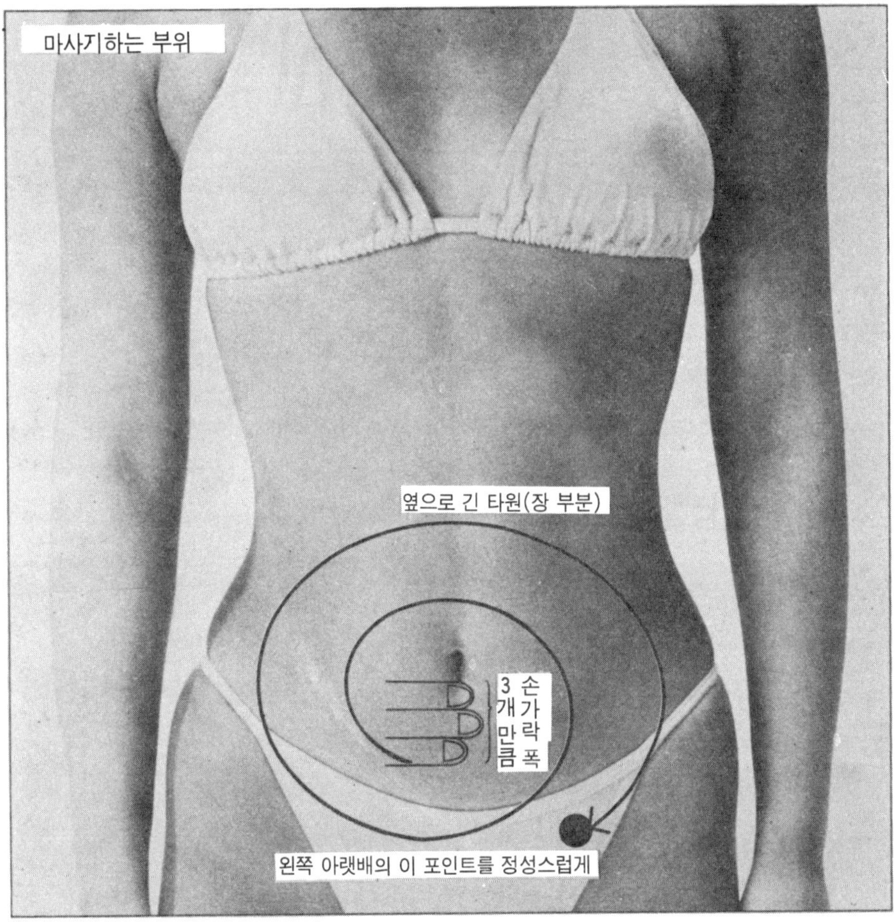

마사기하는 부위

옆으로 긴 타원(장 부분)

3개 손가락 마늘 폭

왼쪽 아랫배의 이 포인트를 정성스럽게

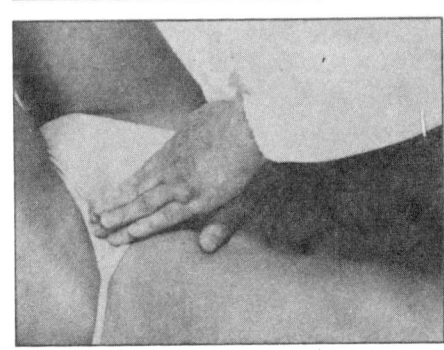

왼쪽 아랫배는 서경부를 향해 강하게 누르고, 그대로 윗쪽으로 당긴다.

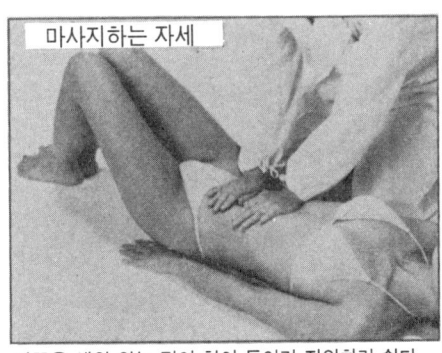

마사지하는 자세

발끝을 세워 앉는 편이 힘이 들어가 지압하기 쉽다.

① 지압으로 고친다

정확한 급소
찾는 법과 누르는 법

 동양 의학에서 말하는 급소란 바늘이나 뜸, 지압 등을 사용해서 치료할 때의 포인트를 가리킨다. 여기에 자극을 가하는 것에 의해 여러 가지 증상을 고칠 수가 있다.
 변비의 치료에도 급소 요법이 효과가 있다는 것은 말할 것도 없다. 급소를 자극하면 분명히 변의를 느낀다. 그것은 반대적으로 내장의 활동이 높아져 대장이 활동하기 시작하여 장의 내용물이 움직이기 때문일 것이라고 생각하고 있다.
 급소를 자극하는 방법은 여러가지가 있으나 일반적으로 손쉽게 할 수 있는 방법은 지압일 것이다.

지압 방법
 환자를 엎드리게 하고 지압을 하는 사람은 그 옆에 앉는다.
 급소 대부분은 (몸 중앙에 있는 것을 제외하고) 좌우 대칭으로 2개씩 있으므로 양손의 엄지 끝을 급소의 위치에 댄다.
 그리고 천천히 몸을 앞으로 기울여 체중을 실으면서 누른다. 손으로만 누르는 것은 바람직하지 않다. 숨을 내쉬면서 체중을 실어가면 자극을 가할 수 있다. 그리고 숨을 들이마실 때에는 힘을 늦추도록 한다.
 누르는 힘의 정도는 지압을 받는 사람이 기분이 좋다고 느끼는 정도로 한다. 대체로 3~5kg의 힘에 상당하는 정도로 누르는데, 정도를 알 수 없을 때는 헬스미터로 눌러 시험해 보아도 좋을 것이다.

중앙에 있는 하나 밖에 없는 급소를 지압하기도 하는데, 하나의 급소를 중점적으로 지압할 때는 한쪽 손가락의 안을 급소에 두고 또 한쪽의 엄지손가락을 그 위에 겹쳐 지압하면 힘이 들어가 효과적이다.

배의 급소 지압

지압을 받는 사람은 누워 무릎을 세운다. 배를 오목하게 하면서 폐에 찬 숨을 전부 내뿜고 훅, 하며 전신의 힘을 빼고, 자연스럽게 숨을 빨아들일 때 지압하면 한층 효과가 있다.

배의 지압은 너무 강하게 하여 내장을 자극하지 않도록 주의한다.

등의 급소 지압

①지압을 받는 사람은 엎드리고, 등뼈에서부터 좌우로 손가락 2개 폭 만큼 간 곳을 위에서 아래를 향해 지압해 간다. 최후의 엉덩이 부분은 약간 중앙으로 붙여 선골 부분을 잘 자극하자.

②다음에 거기에서 손가락 2개 폭 만큼의 바깥쪽을 위에서 아래로 지압한다.

등쪽의 급소에서 특히 중요한 것은 대장유와 변비점으로, 이 2점을 특히 중점적으로 자극하자. 변비점은 등뼈를 향해 지압하는 것이 포인트이다.

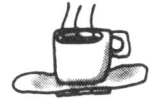

> 숨을 내뿜으면서 체중을 싣고 숨을 들이마시면서 힘을 늦춘다.

• 급소 지압하는 법 •

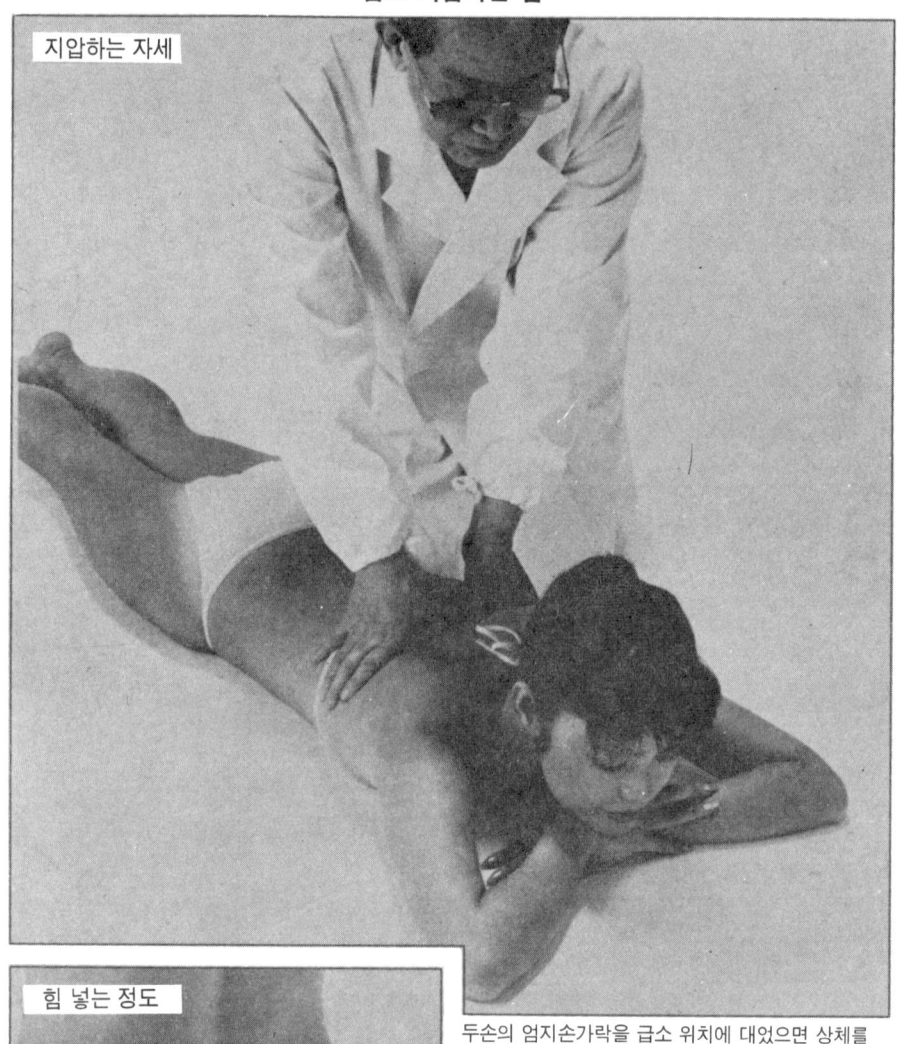

지압하는 자세

힘 넣는 정도

두손의 엄지손가락을 급소 위치에 대었으면 상체를 앞으로 구부리고, 체중을 이용하여 압력을 건다.

지압의 강도는 3~5kg 기분 좋을 정도로.

• 배 급소 찾는법 •

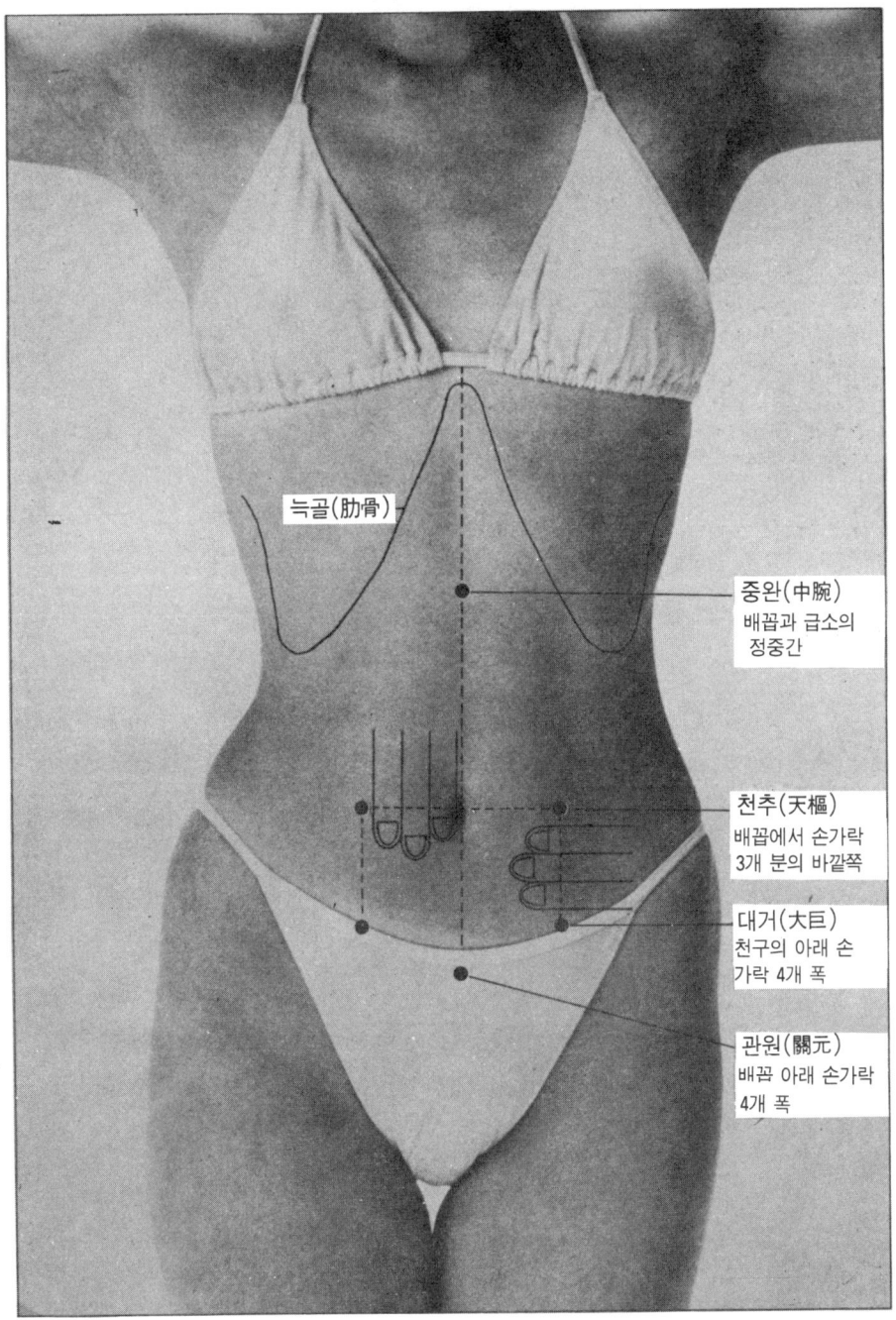

• 등의 급소 찾는 법 •

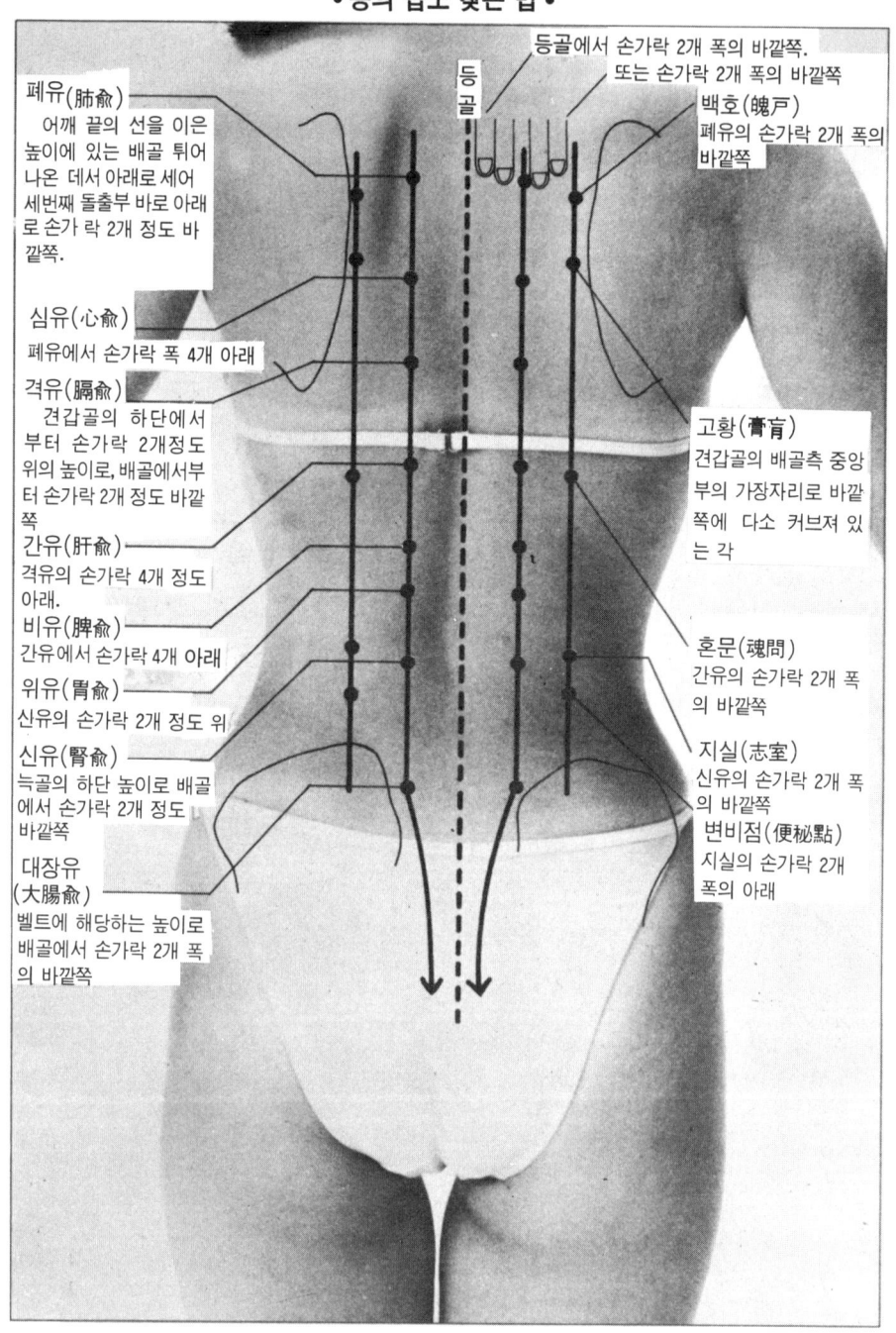

② 지압으로 고친다

지압 효과를 끌어올리는 간단한 체조

등에 있는 급소는 혼자서는 좀처럼 자극하기 힘들다. 그러나 어떤 종류의 체조와 합하면 상당히 효과적인 지압을 할 수가 있다. 등쪽에 있는 변비의 특효혈(特效穴)이라고 하면 '변비점'과 '대장유'인데 여기에서는 이 2가지 급소를 자극하는 급소 지압, 체조 방법을 소개하겠다. 이 방법은 지압의 효과에 체조의 효과가 가해져 한층 효과를 기대할 수 있다.

변비점과 대장유 발견법

①늑골의 하단 높이로, 등뼈에서부터 손가락 4개 폭 만큼 바깥쪽으로 가면 '지실(志室)'이라는 급소가 있다. 그곳보다 손가락 2개 폭 만큼 아래에 있는 것이 변비점이다.

②대장유는 벨트가 걸쳐지는 늑골의 높이로, 등뼈에서 손가락 2개 폭 만큼의 바깥쪽에 있다.

변비점을 지압하는 체조

①두 다리를 좌우로 가볍게 벌리고 서서 두 손을 허리의 가장 가는 곳에 댄다.

②엄지를 ①의 위치에서 약간 위쪽으로 올리면 손가락 끝이 딱 변비점에 닿는다.

③그 자세에서 상체를 뒷쪽으로 젖히면 등 근육의 긴장이 풀리고 허

리에 댄 엄지손가락이 변비점을 자극한다. 이 때 엄지손가락 끝으로 등뼈를 향해 압력을 가하도록 하는 것이 효과를 올리는 포인트이다. 이것을 수회 반복한다. 여기에 앞으로 구부리기를 가하면 복근을 단련시키고 장을 움직이게 하는데, 등의 근육은 긴장하므로 지압의 효과는 기대할 수 없다. 앞으로 구부리기 하거나, 하지 않아도 상관없지만 앞으로 구부릴 때는 엄지손가락 힘을 뺀다.

④이번에는 같은 자세에서 상체를 왼쪽으로 비튼다. 이렇게 하면 왼손의 엄지손가락이 왼쪽의 변비점을 자극하는 것을 알 수 있을 것이다.

다음에 상체를 오른쪽으로 비틀고 오른손의 엄지손가락으로 오른쪽의 변비점을 자극한다. 이것을 몇 번 반복한다.

내장유를 지압하는 체조

①누워서 두손으로 주먹을 만들어 허리 아래에 넣고 대장유에 댄다.
②주먹의 제일 높은 곳(중지의 뿌리 관절)이 대장유에 닿도록 한다.
③그대로 무릎을 구부리고 발을 앞으로 당겨 붙인다. 대장유로의 자극이 강해지는 것을 느낄 수 있을 것이다.
④세운 무릎을 왼쪽으로 뉘인다. 왼쪽 대장유가 자극된다.
⑤천천히 무릎을 되돌리고 다음에 오른쪽으로 쓰러뜨려 오른쪽의 대장유를 자극한다. 이것을 수회 반복한다.

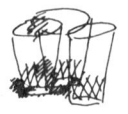

> 지압의 효과에 운동의 효과도 가하여 효과를 배증 하루에 1~2회는 반드시.

• 변비점과 대장유 찾는 법 •

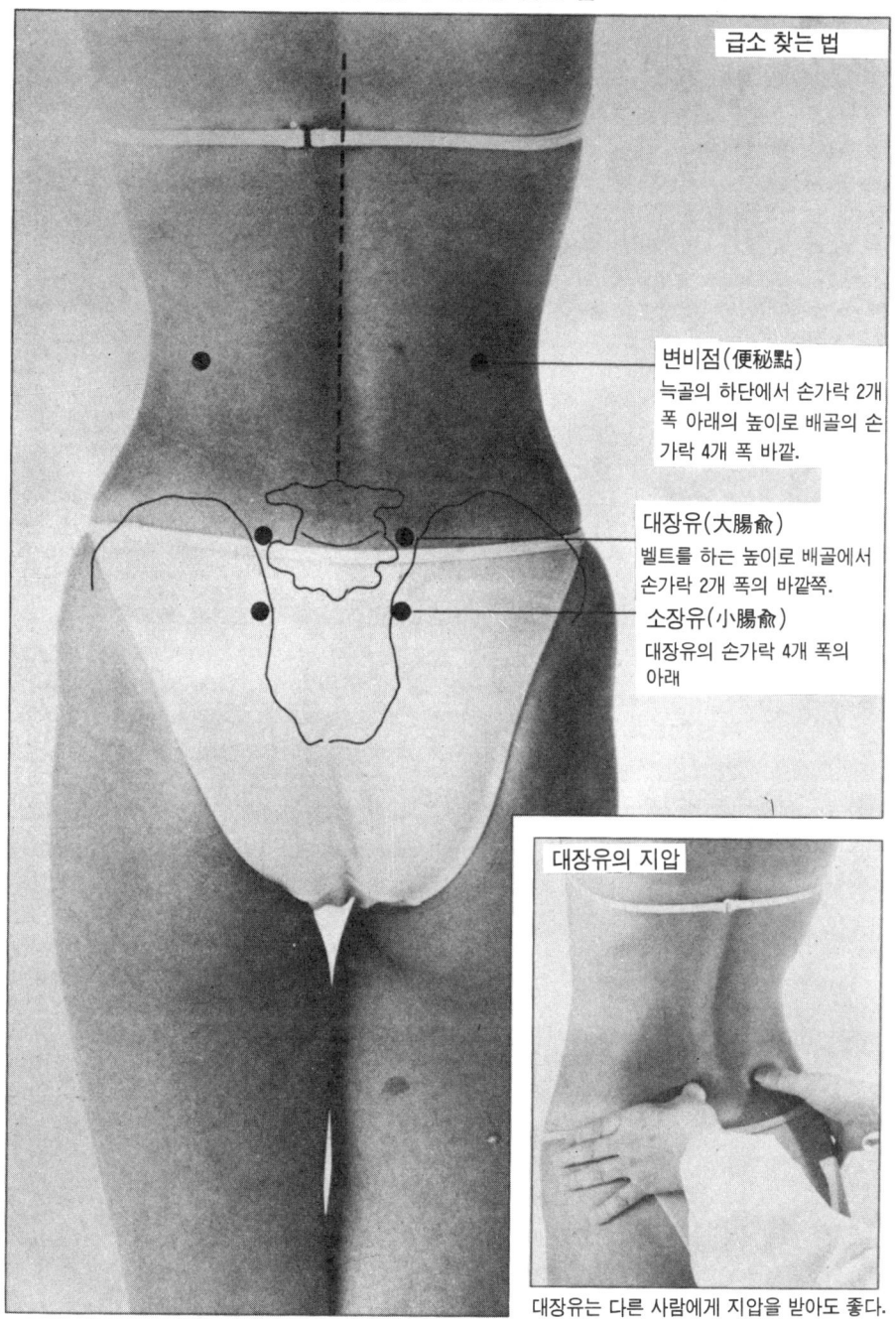

• 변비점을 지압하는 체조 •

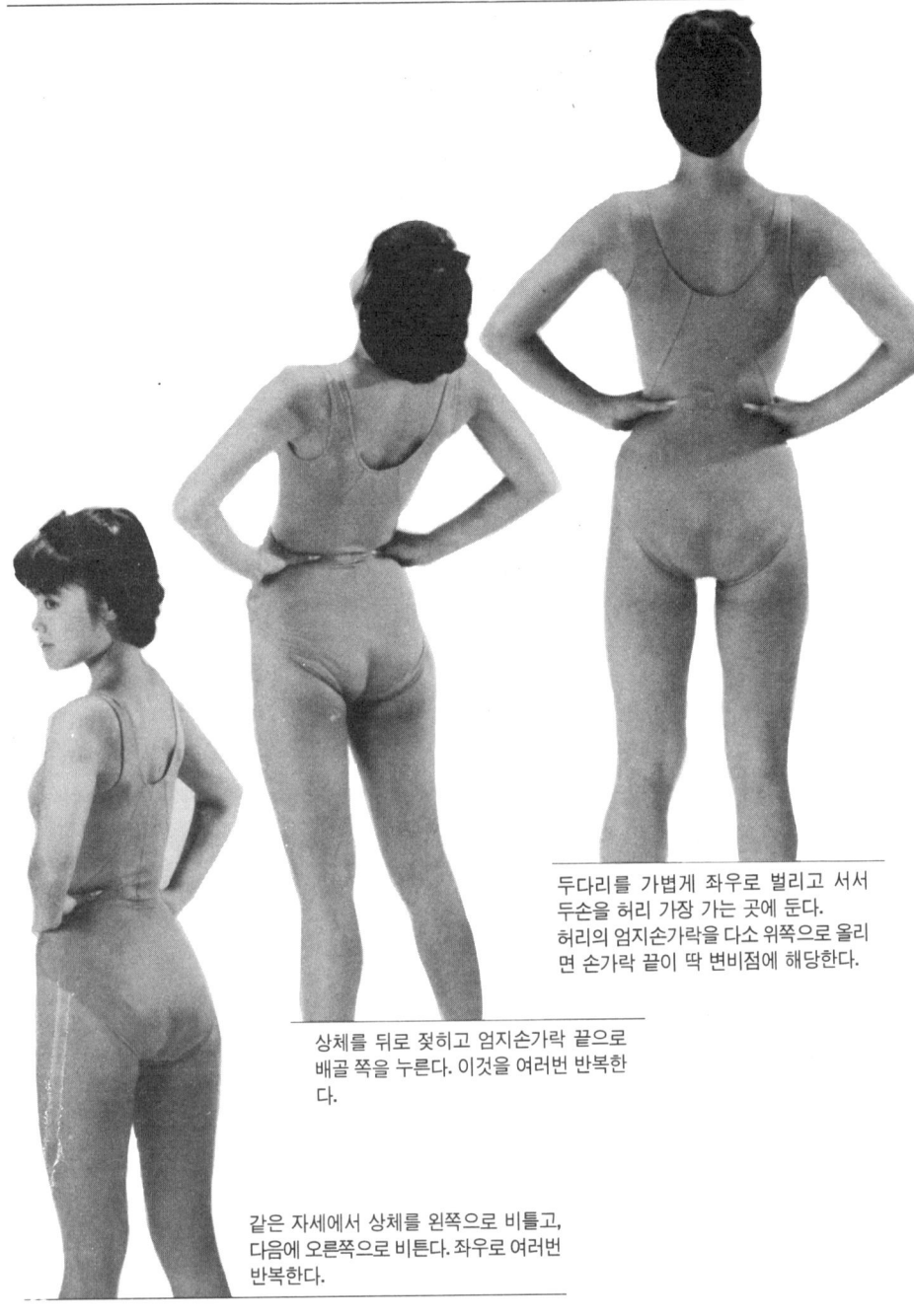

두다리를 가볍게 좌우로 벌리고 서서 두손을 허리 가장 가는 곳에 둔다. 허리의 엄지손가락을 다소 위쪽으로 올리면 손가락 끝이 딱 변비점에 해당한다.

상체를 뒤로 젖히고 엄지손가락 끝으로 배골 쪽을 누른다. 이것을 여러번 반복한다.

같은 자세에서 상체를 왼쪽으로 비틀고, 다음에 오른쪽으로 비튼다. 좌우로 여러번 반복한다.

• 대장유를 지압하는 체조 •

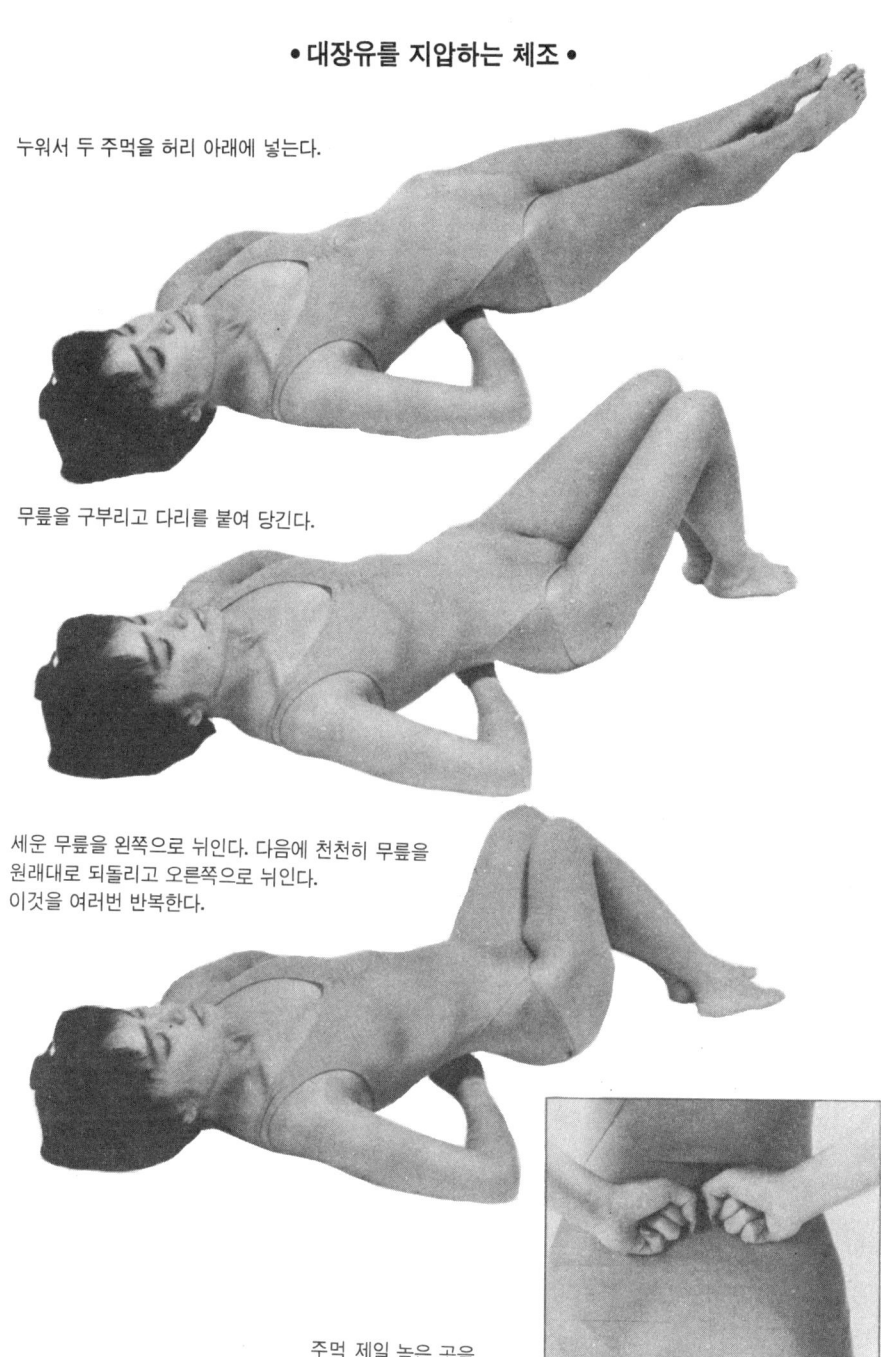

누워서 두 주먹을 허리 아래에 넣는다.

무릎을 구부리고 다리를 붙여 당긴다.

세운 무릎을 왼쪽으로 뉘인다. 다음에 천천히 무릎을 원래대로 되돌리고 오른쪽으로 뉘인다.
이것을 여러번 반복한다.

주먹 제일 높은 곳을 대장유에 댄다.

✱ 뜸으로 고친다

뜨겁지 않은 뜸으로 고친다

'뜨겁다', '흔적이 남는다' 등의 이유로 뜸질을 꺼리는 사람이 적지 않다. 뜸은 크게 나누면 화상의 흔적을 남기는 유흔뜸(有痕灸)과 흔적이 남지 않는 무흔뜸(無痕灸)으로 나눌 수 있다. 무흔뜸은 뜨겁지도 않고 흔적도 남지 않을 뿐만 아니라 변비에도 충분한 효과가 있다.

뜸질의 효과에 대해서는
- 몸의 긴장을 늦추고 제기관의 활동을 높인다.
- 혈액 순환을 좋게 한다.
- 적혈구를 늘린다.
- 면역력을 높이고 병을 예방한다.
- 외계의 변화에 적응하기 쉬운 몸을 만든다와 같이 분명하게 밝혀져 있다.

요컨대 뜸질에는 전신의 신진대사를 높이고 저하되어 있는 몸의 활동을 정상으로 되돌리는 작용이 있다고 할 수 있는 것이다. 대부분 변비는 장의 활동이 저하되어 있기 때문에 일어나므로 뜸질이 변비에 효과가 있다는 것은 당연한 것이다.

뜸질하는 급소 선택법

뜸질하는 방법은 배쪽과 등쪽의 주요 급소 2~3 점을 선택하여 각각의 급소에 3~5회(전문적으로는 3~5장이라고 한다) 씩 실시한다.

이용하는 급소는,

① 배쪽에서는 천추(배꼽에서 손가락 3개 정도 바깥쪽)와 '대거(천추에서 손가락 3개 정도 아래). 이외의 급소에서는 관원(배꼽에서 손가락 네개 정도 아래)과 중완(명치와 배꼽 정중앙)이 유효하다

② 등쪽에선 대장유(벨트를 걸치는 요골의 높이로, 등뼈에서 손가락 2개 정도 바깥쪽)와 소장유(대장유에서 손가락 4개 정도 아래＝추골로 하면 2개 아래) 등을 선택한다.

흔적이 남지 않는 뜸 놓는 법
무흔뜸에는 지열뜸과 온뜸이 있다.

지열뜸의 방법
엄지손가락의 마디 크기 정도의 약쑥을 피라미드형(원추형)으로 하여 급소에 얹고 불을 붙인 뒤 뜨거워지면 곧 제거하는 방법이다. 뜸질하는 방법은 다음 페이지대로인데 이 때엔 뜸을 용기에 넣어 반드시 준비해 두자.

약쑥을 얹기 전에 물로 급소를 적셔 두면 약쑥이 떨어지지 않고, 끝난 뒤에도 약쑥을 물 속에 버리면 안심이 된다.

온뜸의 방법
생강뜸이나 마늘뜸이라고 일컬어지는 뜸질 방법이 이것이다. 생강 또는 마늘을 두께 1~3mm로 잘라 급소 위에 얹고 그 위에 콩알 크기의 약쑥을 얹어 불을 붙인다. 뜨거워지는 일은 거의 없으나 생강이나 마늘이 얇거나 약쑥의 양이 많으면 뜨거워지므로 뜨거움을 느끼면 곧 제거하자.

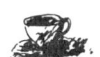

뜨거워지면 곧 제거한다. 그것으로 충분한 효과가 있으니 참는 것은 금물

• 상처가 남지 않는 뜸뜨는 법 •

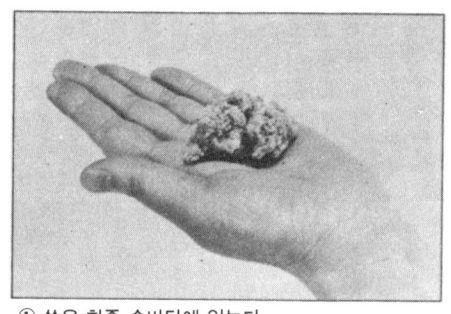
① 쑥을 한줌 손바닥에 얹는다.

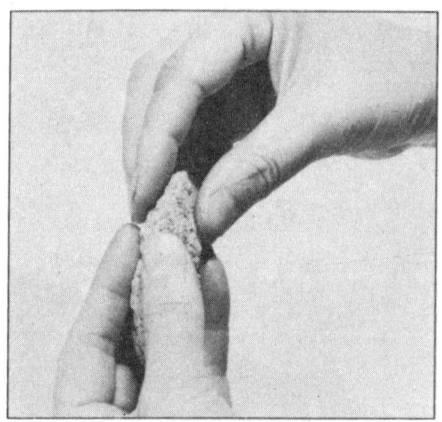
④ 끝을 잘라 피라미드 모양으로 만든다.

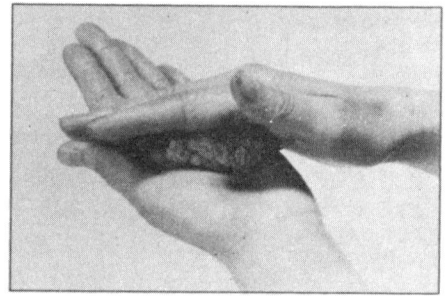
② 두손으로 비빈다.

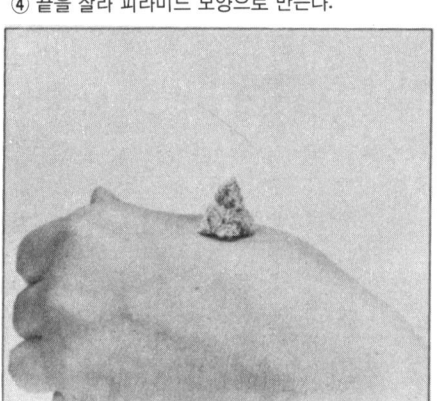
⑤ 급소 위에 얹는다.

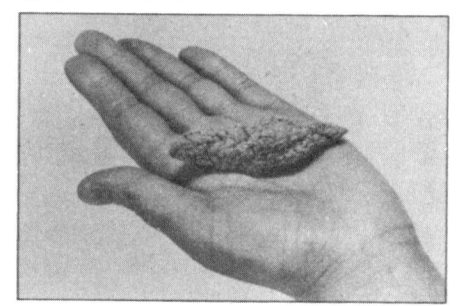
③ 쑥을 봉상(棒狀)으로 만든다.

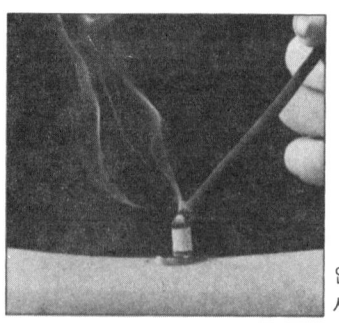

⑥ 선향(線香)(두꺼운 것이 좋다)에 불을 붙이고 재를 잘 떨어뜨린 뒤 돌리면서 쑥 끝에 점화한다.

⑦ 쑥이 직접 피부에 닿지 않도록 만들어져 있는 뜸도 시판되고 있다.

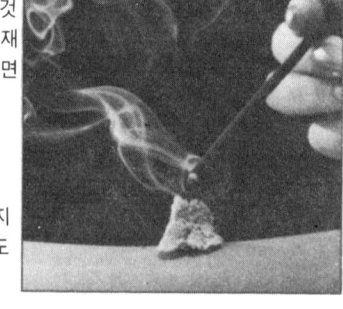

1 증상별·변비 고치는 법

배가 더부룩하여 불쾌할 때

 변비일 때는 배가 더부룩한 경우가 종종 있다. 이것은 변이 장 속에서 번식하여 부패나 발효가 일어나 발생한 가스가 장 안에 쌓이기 때문이다.
 가스는 배가 더부룩하여 불쾌할 뿐만 아니라 복통의 원인도 되므로 빨리 배출하도록 한다.

우선 따뜻하게 한다

 두손의 손바닥을 잘 비벼 따뜻이 한 후 아랫배 전체를 감싸듯이 하여 배를 따뜻하게 한다. 그리고 두손을 뒤 허리에 대고 상하로 마사지한다.
 온뜸기 등을 이용하여 배꼽과 배꼽의 안에 닿는 등을 따뜻이 하면 더욱 효과적이다. 특히 배가 차고 더부룩할 때는 배와 등을 충분히 따뜻하게 해주어야 한다. 사람에 따라서는 따뜻이 해 주는 것만으로도 장이 움직이기 시작해서 가스가 배출되는 경우가 종종 있다.

손과 발의 지압

 손과 발의 급소를 자극해도 배의 더부룩함을 고칠 수가 있다.
 ①발의 삼리(三里)는 위장의 움직임을 조절하는 매우 중요한 급소이다. 눌러서 발끝을 향해 찡하는 울림이 느껴지면 정확하게 급소를 찔렀다는 증거이다.

지압은 다소 강하게 누르는 것이 요령이다.

②삼음교도 배의 더부룩함을 개선하는 급소이다. 이 급소를 누르면 통증이 있는데, 고통을 느끼지 않을 정도로 가볍게 지압한다.

③합곡(合谷)의 지압도 장의 운동을 촉진시키고 배의 더부룩함을 제거해 준다. 반대 손의 엄지손가락으로 인지의 뼈를 향해 숨을 토하면서 누르는 것이 요령이다.

늑골의 하단 마사지

배가 더부룩해 있을 때, 무리하게 배를 자극해도 고통을 초래할 뿐 효과는 없다. 이런 때는 늑골의 하단 마사지 정도로 멈추자. 명치에 양 손바닥을 대고 늑골의 하단을 따라 팔자형을 그리듯이 마사지 한다. 손가락 끝을 늑골 안쪽으로 가볍게 누른다는 생각으로 10~20회 반복한다. 이 마사지는 위장의 움직임을 높이는 데 효과적이고 식욕 부진 개선에도 응용할 수 있다.

등의 지압과 뜸

①등뼈에서 손가락 2개 정도 바깥쪽에서 다시 손가락 2개 정도 더 바깥쪽을 위에서 아래로 지압한다.

지압을 하는 사람도 받는 사람도 숨을 내쉬면서 누르고 들이마실 때는 힘을 느슨하게 한다.

②등의 대장유와 발의 삼리에 3~5장의 뜸질을 하는 것도 효과가 있다.

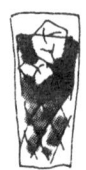

> 배를 따뜻하게 하고 급소를 잘 자극하면 장이 움직여 가스가 배출된다.

• 손과 발의 급소 지압 •

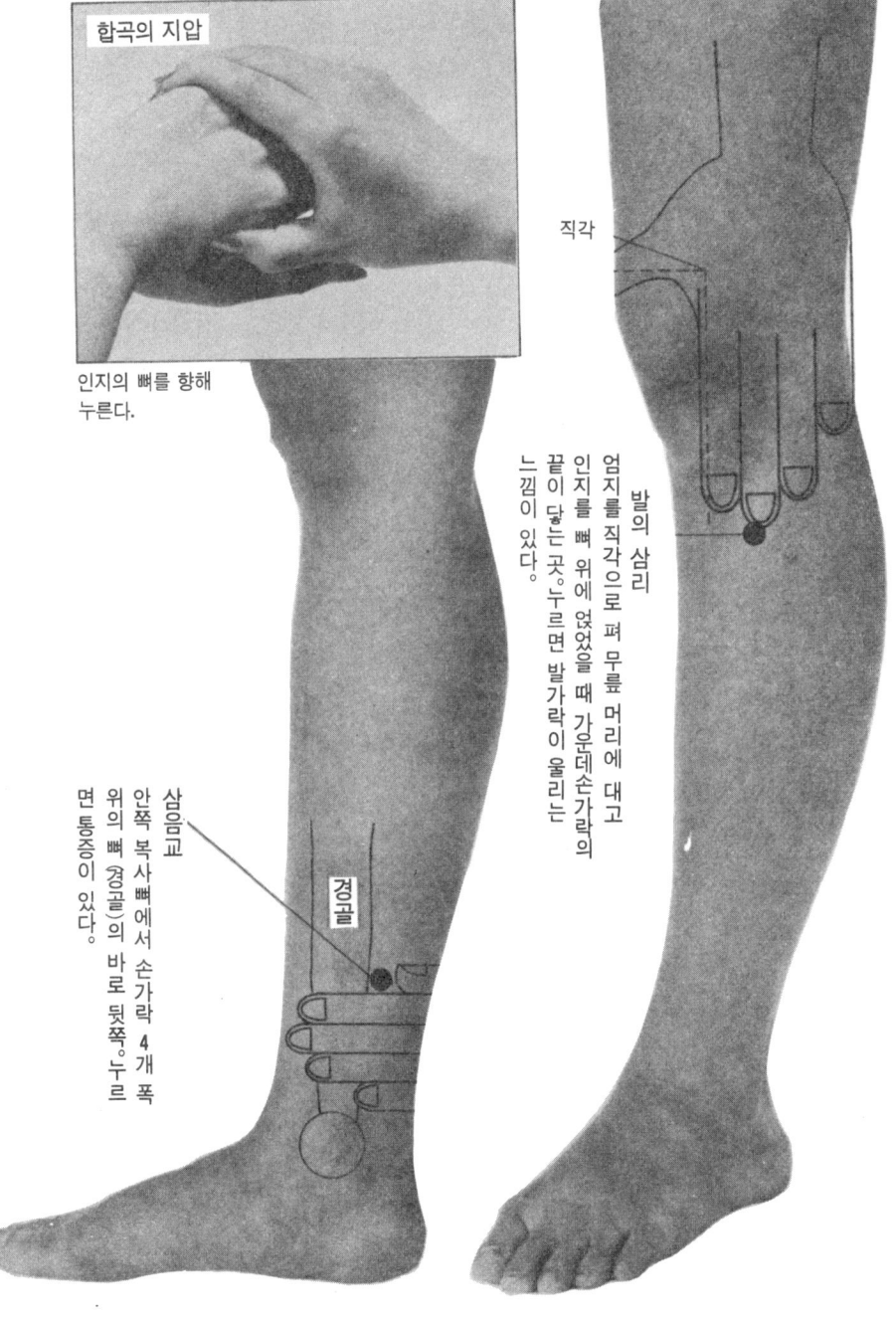

합곡의 지압
인지의 뼈를 향해 누른다.

직각

발의 삼리
엄지를 직각으로 펴 무릎 머리에 대고 인지를 뼈 위에 얹었을 때 가운데손가락의 끝이 닿는 곳.누르면 발가락이 울리는 느낌이 있다.

삼음교
안쪽 복사뼈에서 손가락 4개 폭 위의 뼈(경골)의 바로 뒷쪽.누르면 통증이 있다.

경골

• 늑골의 하단 마사지 •

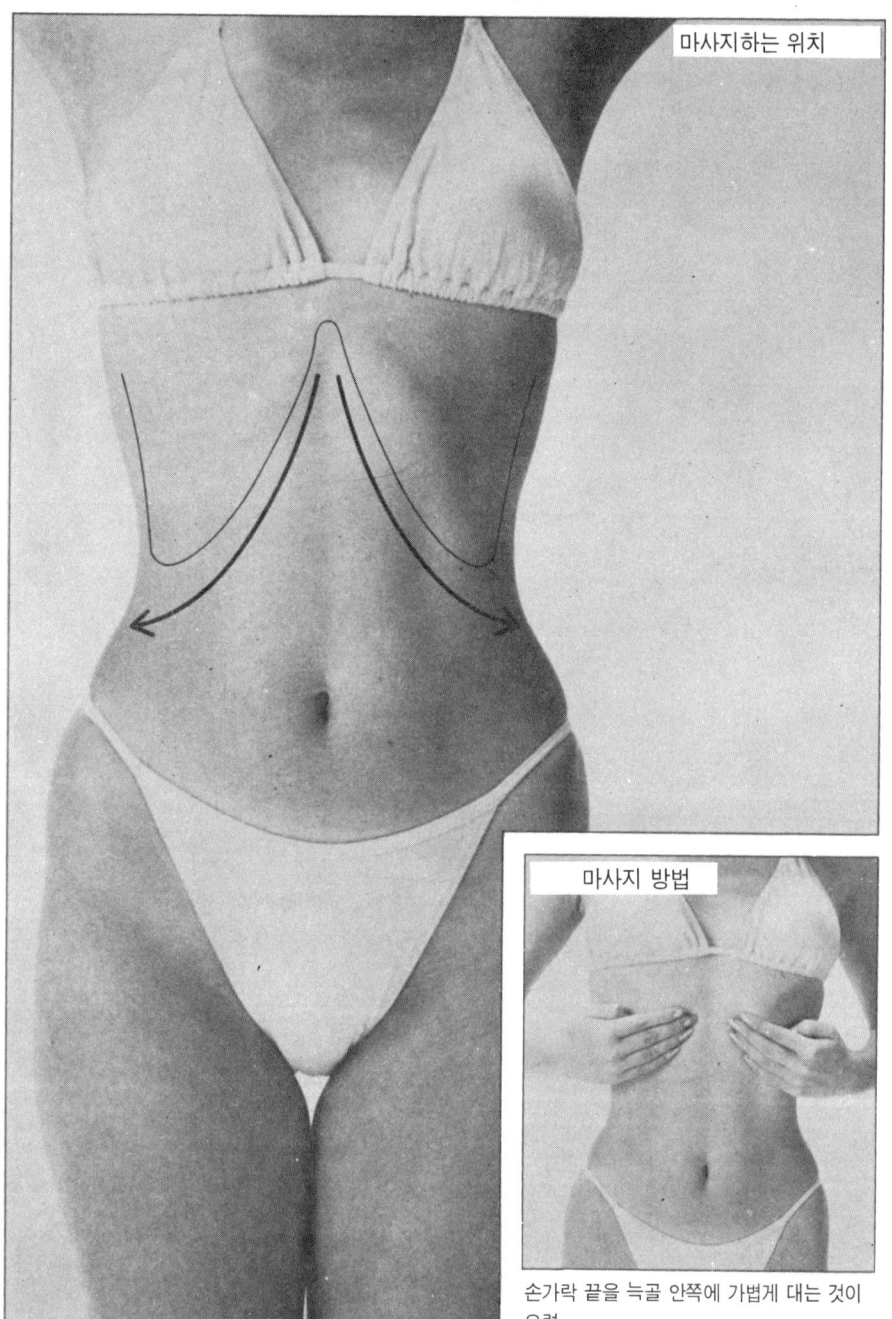

마사지하는 위치

마사지 방법

손가락 끝을 늑골 안쪽에 가볍게 대는 것이 요령.

• 등의 급소 지압 •

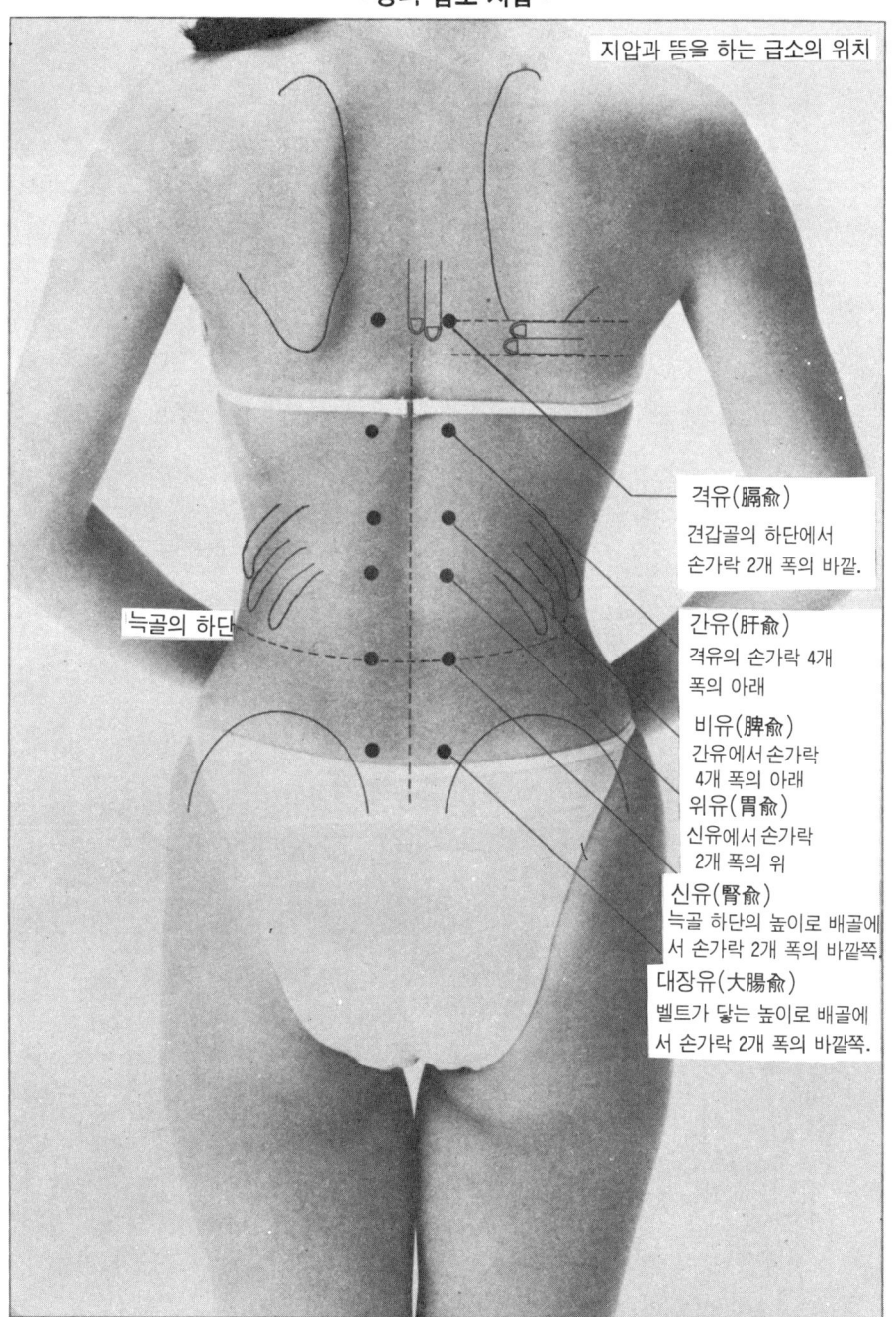

② 증상별·변비 고치는 법

복통이 있을 때

변비라고 해도 보통 배가 아픈 경우는 없다. 변비로 배가 아픈 것은 가스가 차 있거나 경련성 변비인 경우이다. 가스가 차 있을 때는 앞에서 '배가 더부룩할 때'의 처치를 행하면 가스가 배출되고 통증도 가라앉을 것이다. 경련성 변비에 대해서는 나중에 상세하게 설명하겠지만, 대장의 일부가 강하게 경련을 일으켜 변의 통과가 방해를 받는 타입의 변비로 경련 때문에 통증이 생긴다.

담경(膽經), 특히 대맥(帶脈)으로의 지압

복통 치료의 전문가는 담경이라는 경락(동방 의학에서 말하는 에너지의 흐름 경로)을 이용하여 침 치료 등을 실시한다.

일반적인 방법은 담경 중에 대맥이라는 급소를 찾아 지압하면 좋을 것이다. 대맥은 배꼽 높이로, 몸의 진횡(옆구리 아래의 바로 아래)에 위치하고 있다. 이것을 엄지손가락 끝으로 몸의 중심을 향해 누르듯이 강하게 지압하면 배의 통증이 가라 앉는다.

발의 급소 지압

①양구(梁丘)라는 급소는 위와 장의 통증을 고치는 명혈이라 일컬어지며, 현재 대부분의 복통은 앞의 대맥과 양구의 자극 만으로 좋아진다. 양구는 슬개골에서 손가락 3개 정도 위로가서 뼈의 약간 바깥쪽에 있다.

위통이나 복통이 있을 때 누르면 반드시 통증이 있다. 양구의 지압은 위쪽으로 눌러 올리는 것이 포인트로 숨을 뿜으면서 지압한다.

②발의 삼리는 통증을 누그러뜨리는 효과가 있다. 발 끝에 찡하게 울리는 곳을 찾아 강하게 지압하자. 자신이 지압할 때는 두손의 엄지 손가락을 겹치면 힘이 세어진다. 또 양구와 발의 삼리에 3~5장의 뜸을 하는 것도 효과적이다.

배를 따뜻하고 가볍게 마사지 한다

①변비로 복통이 동반될 때는 따뜻이 하는 것도 중요하다. 배의 냉증이 있을 때는 더욱 그렇다. 이런 때는 손바닥을 잘 비벼 하복부에 대어 배를 따뜻이 한다.

②손가락 안쪽으로 배꼽 주변을 가볍게(피부의 표면만을 비비는 요령으로) 마사지 한다.

배가 찬 사람은 온뜸기 등으로 배꼽과 그 주변 등의 배꼽 안쪽 주변을 따뜻이 하는 것도 중요하다.

복통이 심할 때, 발열이 동반될 때, 설사가 시작되었을 때 등에 위와 같은 처치를 해도 통증이 가라앉지 않을 때는 장폐쇄나 담석증 등 중대한 병이 걸린 것인지도 모른다. 이럴 때는 단골 의사에게 진찰을 받도록 한다.

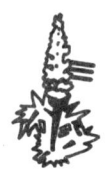

> 배와 발의 특효 급소를 누르는 것만으로 통증이 누그러지는 경우가 많다.

• 횡복으로의 지압 •

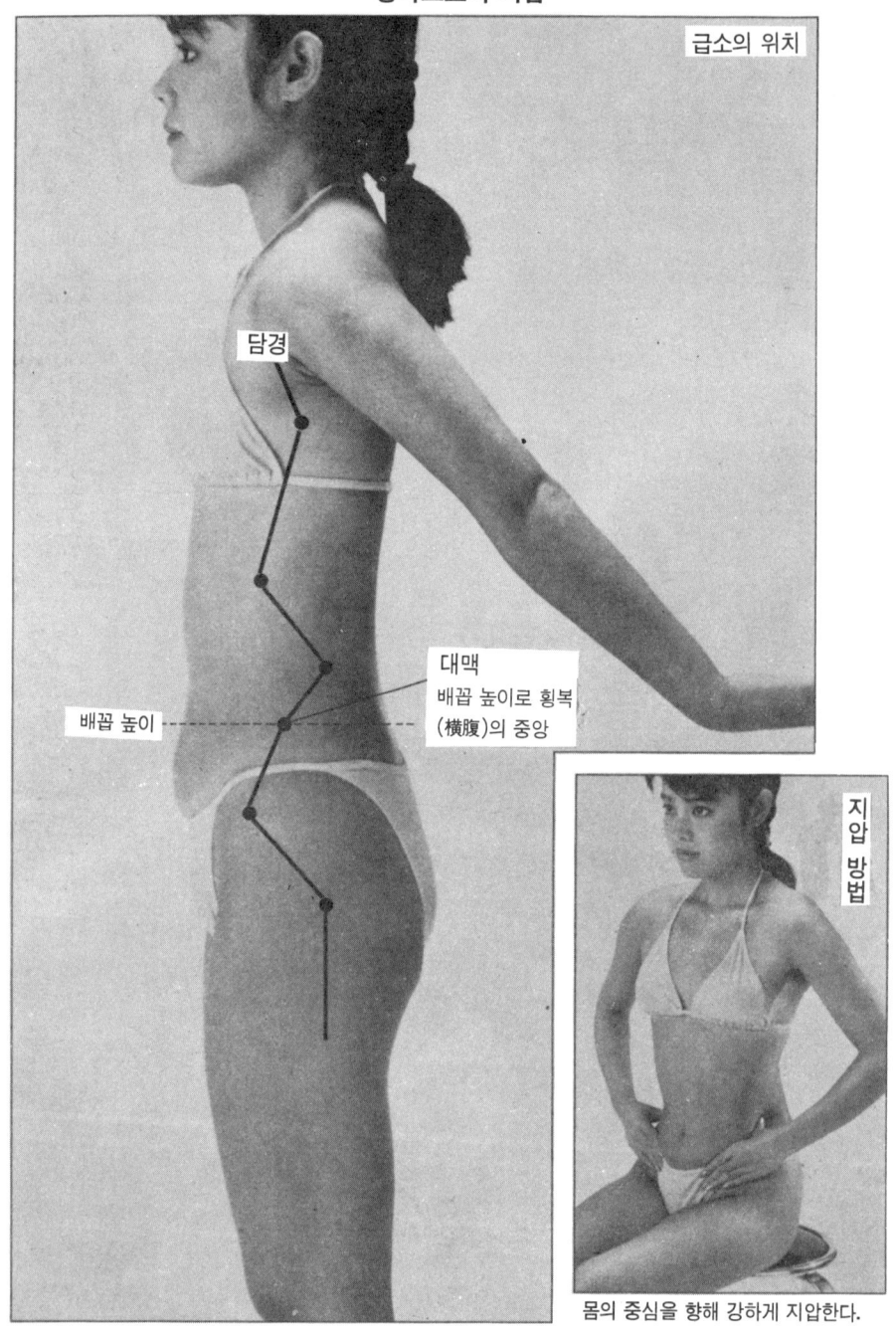

• 발의 급소 지압 •

급소 찾는 법

양구(梁丘)
무릎 머리의 바깥쪽.
손가락 3개 폭의 위

발의 삼리
무릎에서 손가락 4개 폭의
아래로 경골의 바깥 가장자리.

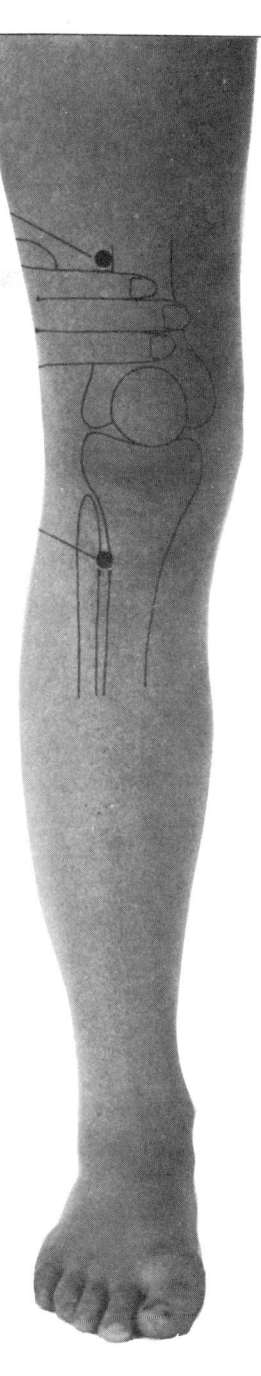

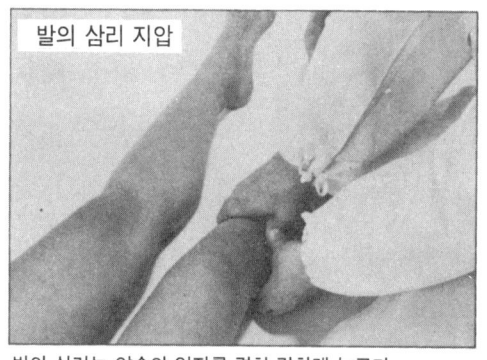

발의 삼리 지압

발의 삼리는 양손의 엄지를 겹쳐 강하게 누른다.

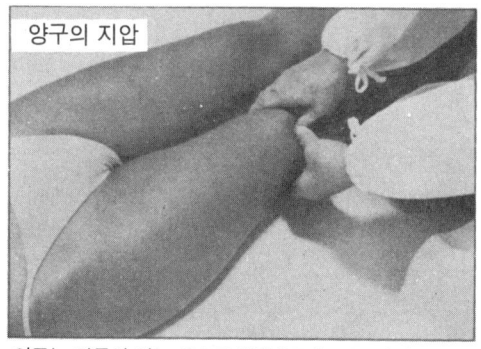

양구의 지압

양구는 압통이 있는 급소로 윗쪽으로 누르는 것이 요령

• 배의 마사지 •

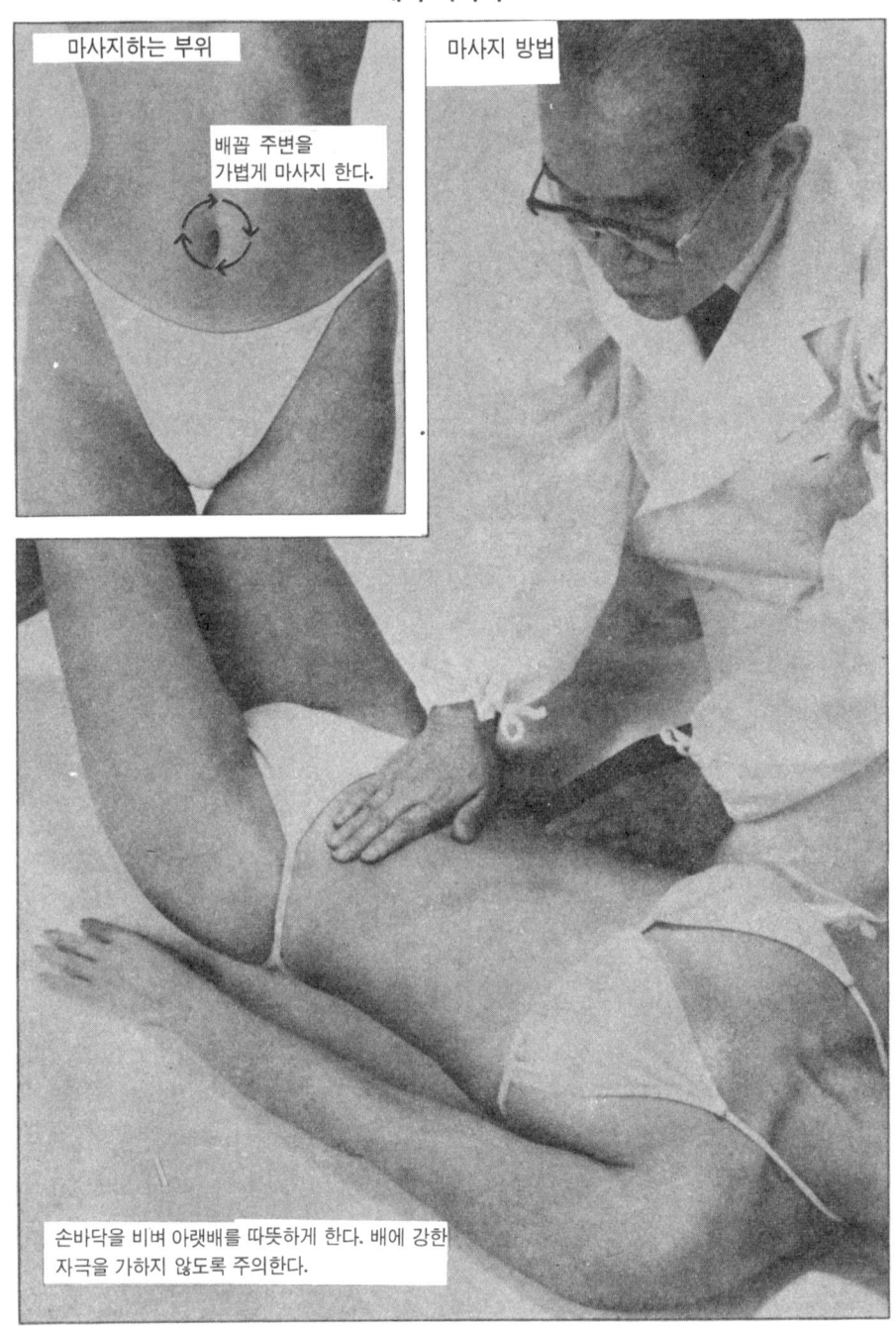

③ 증상별 · 변비 고치는 법

어깨나 등에 결림을 동반할 때

변비에 걸려 있는 사람은 종종 어깨 결림을 동반한다. 즉, 근육이나 등이 결리기도 하고 때로는 두통을 일으키기도 한다.

변비가 심해지면 결림도 중증이 되는 것 같다. 변비와 어깨 결림과의 관계에 대해서는 여러가지 말이 있으나 인과관계는 확실치 않다.

변비에 동반되어 어깨나 목 등이 결릴 때는 지압 등으로 그 결림을 푸는 것이 중요하다. 결림이 풀어지는 것과 함께 전신의 혈액순환이 잘되고 신진 대사도 원활하여 나아가서는 변비의 개선으로도 연결된다.

목 근육의 온습포

약간 큰 듯한 스포츠 타올 등을 증기의 더운 물로 따뜻하게 해서 어깨나 목근육을 감싸듯이 온습포한다. 어깨나 목 근육의 결림은 목 근육이나 어깨 근육이 과도하게 긴장한 상태에서 혈액순환이 나빠진 것으로, 따뜻하게 해 주면 혈액순환도 잘 되고 긴장도 풀린다. 이것만으로 어깨 결림이 좋아지는 경우도 적지 않다.

목욕하여 전신을 따뜻하게 하는 것도 유효하다.

어깨, 목, 등의 지압

①목 근육의 급소에서는 천주(天柱)와 풍지(風池)를 선택한다. 천주는 뒷목의 2개의 굵은 줄기가 두골에 연결되어 있는 곳 바로 좌우에 위치해 있고, 풍지는 천주에서 손가락 2개 정도의 바깥으로 두골의 바

로 아래 오목한 곳이다.

　지압을 받는 사람은 우선 앉는다.

　지압하는 사람은 그 측면에서 왼손으로 가볍게 이마를 지탱하고 오른손의 엄지와 인지로 굵은 줄기를 끼듯이 하여 천주를 지압한다. 풍지는 이 손가락 폭을 다소 넓게 하여 마찬가지로 지압한다. 자신이 지압할 때는 양쪽 손가락을 잔뜩 벌려 머리의 측면을 잡듯이 하여 양쪽 엄지로 지압하는 것이 좋을 것이다.

　②목의 뿌리와 어깨 끝의 중간에 있는 견정(肩井)은 결림치유의 명혈(名穴)이라고 한다. 그 뒤에서부터 두손의 엄지로 바로 아래를 향해 천천히 누른다. 손가락으로 반죽하듯이 하여 누르는 것도 기분 좋은 방법이다.

　②고맹(膏盲)은 견갑골의 안쪽을 따라 견갑견 상하 중간쯤 구부러져 있는 모서리에 있다. 또 견외유(肩外兪)는 견갑골의 안쪽 상단 모서리에, 곡원(曲垣)은 그 바깥쪽 다소 아래로, 견갑골 상단에 가깝고 오목한 곳에 위치하고 있다.

　지압을 받는 사람은 엎드리고 지압하는 사람은 그 측면에서 양손의 엄지를 급소에 대고 체중을 실는다는 생각으로 천천히 지압한다. 숨을 내쉬면서 체중을 실어가고 흡입할 때 몸을 일으켜 힘을 늦춘다. 지압 받는 사람도 그와 호흡을 맞추면 보다 효과적이다.

목 줄기와 어깨를 따뜻이 목·어깨·등의 급소를 지압하면 결림까지도 치료된다.

• 목줄기와 어깨의 온습포와 지압 •

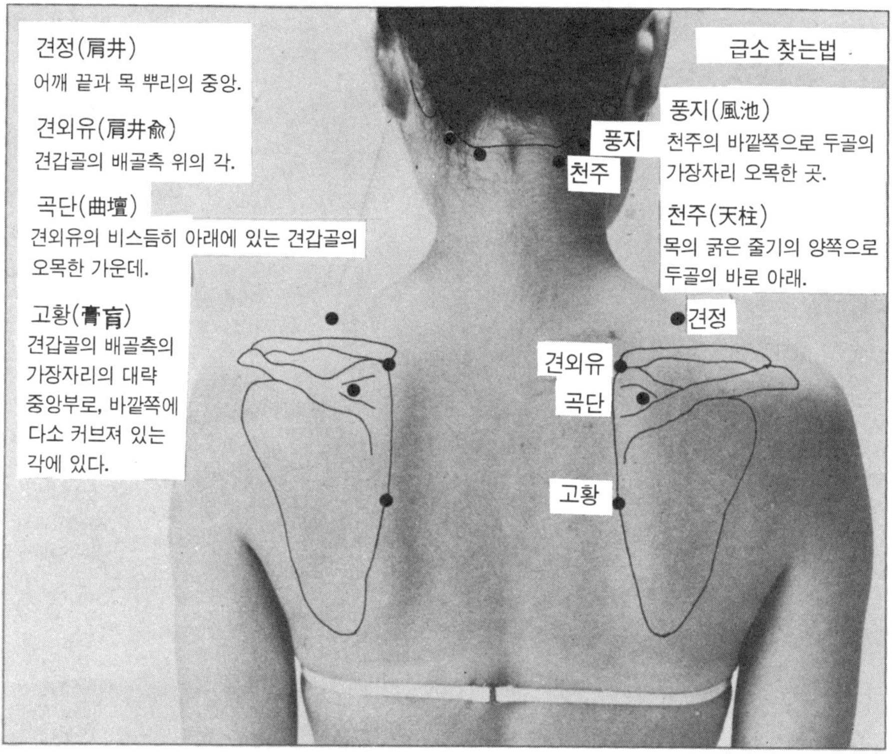

견정(肩井)
어깨 끝과 목 뿌리의 중앙.
견외유(肩井兪)
견갑골의 배골측 위의 각.
곡단(曲壇)
견외유의 비스듬히 아래에 있는 견갑골의 오목한 가운데.
고황(膏肓)
견갑골의 배골측의 가장자리의 대략 중앙부로, 바깥쪽에 다소 커브져 있는 각에 있다.
급소 찾는법
풍지(風池)
천주의 바깥쪽으로 두골의 가장자리 오목한 곳.
천주(天柱)
목의 굵은 줄기의 양쪽으로 두골의 바로 아래.
풍지
천주
견정
견외유
곡단
고황

풍지의 지압

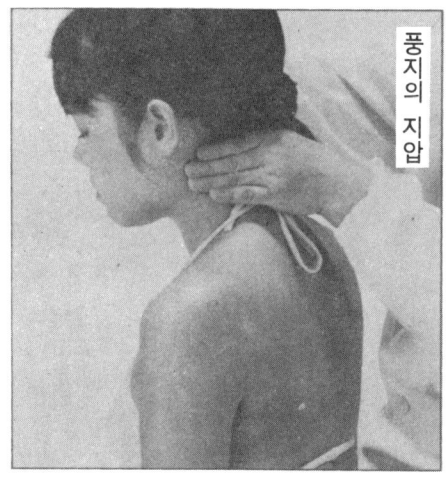

풍지 지압은 한쪽 손으로 이마를 지탱하고 또 한쪽의 엄지와 인지를 끼듯이 하여 실시한다. 천주의 지압도 마찬가지

목과 어깨의 온습포

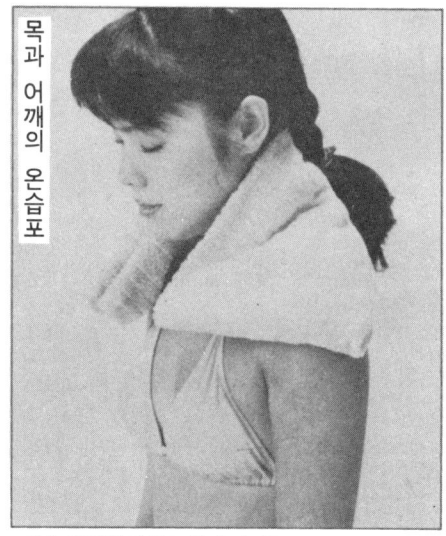

다소 큼직한 타올로 목과 어깨를 온습포한다.

④ 증상별·변비 고치는 법

치질의 괴로운 증상을 동반할 때

변비와 치질은 매우 밀접한 관계가 있다. 변비에 걸리게 되면 화장실에 앉아 웅크리고 있는 시간이 길어지고 힘을 강하게 배에 주게 된다. 이 자세는 항문부에 혈액이 쌓여 울혈 증상을 일으키고 더욱 배에 힘을 가하면 혈관이 부풀어져 치핵(痔核)을 만든다.

또 변비에 걸리면 변이 딱딱해지는데, 이것을 무리하게 배출시키려 해서 항문 가장자리를 잘라 버리는 경우가 있다. 이것이 열항(裂肛)이다. 열항은 찡하고 울리는 강렬한 통증이 있고, 한 번 잘라져 버리면 배변 때마다 그 통증을 반복해서 경험하게 된다. 그 통증 때문에 배변을 참게 되는 경향이 있는데, 참으면 또 변비가 되어 변이 딱딱해지고 배변 때마다 항문을 자르는 악순환에 빠진다.

치질을 예방하기 위해서는 변비를 개선하여 잘 통과하도록 하는 것이 중요하다. 또 반대로 변비를 개선하기 위해서는 치질을 고쳐야 한다.

병이 병인 만큼 치질이라고 해서 의사를 찾기도 어렵지만 배변 때마다 혈액이 나오기도 하고 손으로 밀어 넣어도 치핵이 원래대로 되돌아가지는 않는다. 치핵이 이미 탈출되어 있을 때는 주저말고 의사의 치료를 받아야 한다. 절치(切痔)로 배변 때마다 통증이 있을 때도 마찬가지이다.

치질의 치료는 성가시지만 급소 요법만으로도 증상을 상당히 완화시킬 수 있다. 그것은 급소 자극에 의해 항문부의 혈행(血行)이 좋아지기 때문이라고 생각한다. 또 치질의 치료는 변비 치료에 맞추어 행하는 것이 중요하다.

선골의 지압

배골(背骨)의 하단 미저골(尾骶骨)의 위에 있는 뼈가 선골(仙骨)이다. 이 선골 전체와 그 가장자리를 잘 지압하면 항문의 주변 혈행이 좋아지고 치질의 치료나 예방에 도움이 된다.

①지압을 받는 사람은 엎드리도록 하고 지압하는 사람은 허리 측면 또는 다리에 걸터 앉은 자세에서 양손 엄지를 사용하여 지압한다. 숨을 내뿜으면서 체중을 실도록 하여 누른다.

②자신이 지압할 때는 엄지를 제외한 4개의 손가락 끝으로 누르고 주먹으로 자극한다.

공최(孔最)의 지압

공최(孔最)는 줄기가 구부러진 곳에서부터 손가락 3개 폭 아래로, 중심보다 다소 엄지 근처에 있고 치질을 치료하는 명혈이라고 되어 있다. 누르면 통증이 있다. 반대 손으로 팔을 잡듯이 하여 엄지로 지압한다. 또 뜸을 해도 효과가 있다.

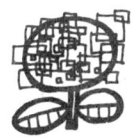

> 손과 엉덩이를 잘 지압하면 치질 증상 뿐만 아니라 변비에도 효과

• 손의 공최(孔最)와 선골의 지압 •

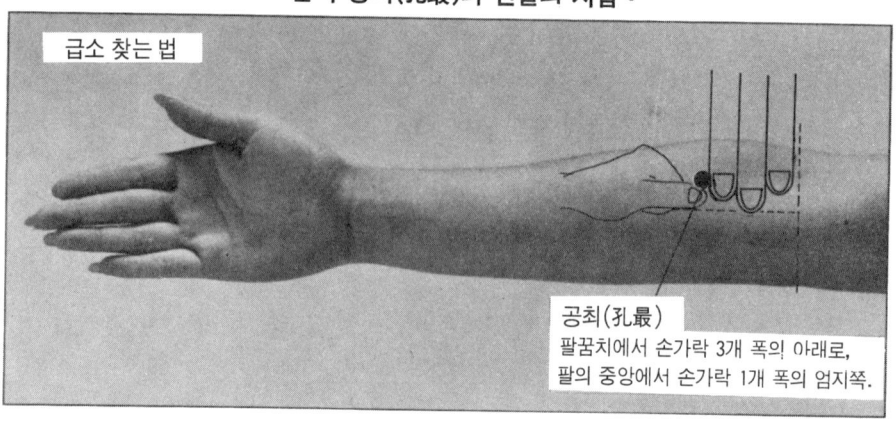

급소 찾는 법

공최(孔最)
팔꿈치에서 손가락 3개 폭의 아래로, 팔의 중앙에서 손가락 1개 폭의 엄지쪽.

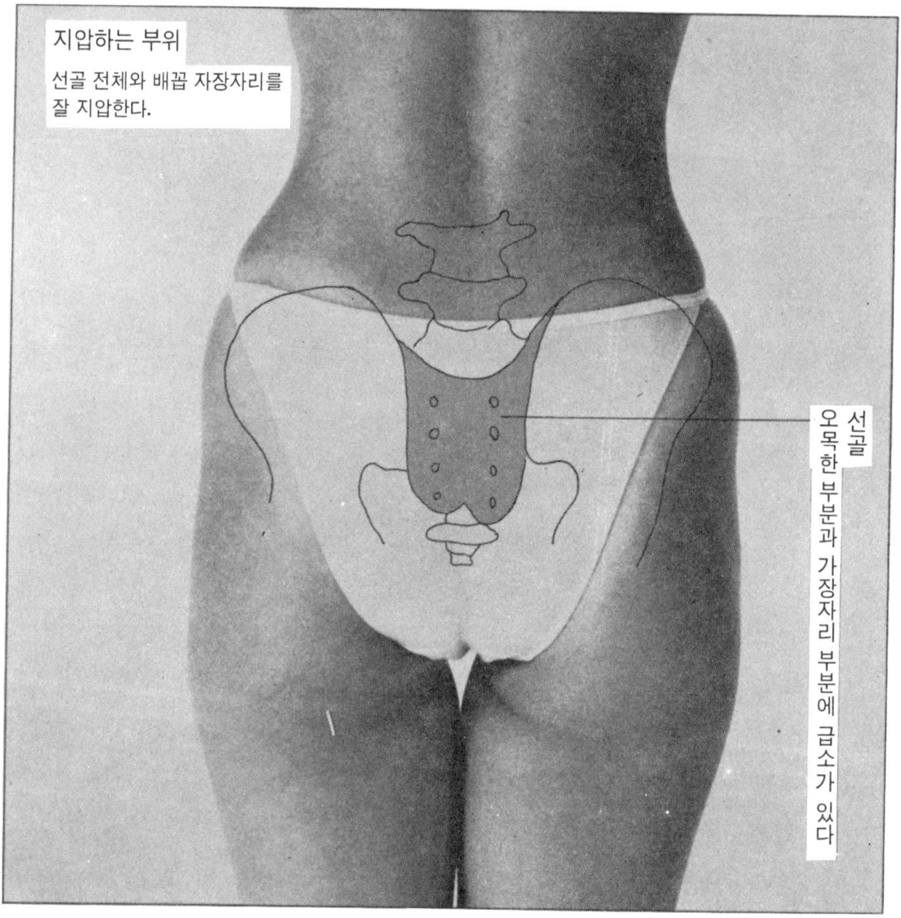

지압하는 부위
선골 전체와 배꼽 자장자리를 잘 지압한다.

선골
오목한 부분과 가장자리 부분에 급소가 있다

⑤ 증상별·변비 고치는 법

고혈압을 동반할 때

변비는 고혈압의 원인이 된다고 일컬어지고 있다. 그 인과 관계가 학문적으로 연구되어져 있는 것은 아니지만, 고협압인 사람 중에는 변비로 고민하는 사람이 많고 변비를 치료하는 것 만으로 혈압이 내려갔다는 예를 보고하는 의사도 있다.

혈압은 자율 신경으로 컨트롤 되고 있고 변비도 자율 신경의 움직임과 깊은 관계가 있으므로 그 어떤 관련은 생각할 수가 있다. 그러나 아무튼 고혈압인 사람이 변비에 걸리면 화장실에 갈 때마다 혈압이 상승하고 뇌졸중이나 심장 발작을 일으킬 우려가 있다. 그런 일이 없게 항상 배변을 좋게 하는 것과 함께 고혈압에 좋은 요법을 행하여 혈압을 컨트롤하는 것이 중요하다.

망치로 발바닥을 두드린다

①의자에 앉아 한쪽발을 다른 발 무릎 위에 얹고 발바닥을 망치로 두드린다. 기분 좋을 정도로 리드미컬하게 발바닥 전체를 5분 정도 두드리면 발바닥이 빨갛게 되고 따뜻해져 간다.

②발을 교대하여 반대쪽의 발바닥을 마찬가지로 두드린다.

③아침과 저녁, 1일 2회씩 반복하면 자연히 혈압이 내려간다.

발바닥에는 동양 의학에서 말하는 경락(經絡)이 몇개나 통과하고 있어 생명 에너지의 작용을 높이고, 순환계의 기능을 좋게 하여 혈압에도 좋은 결과를 가져 온다고 일컬어지고 있다. 현대 의학으로 보아도 말초혈관의 혈류가 가늘어지는 것이 고혈압의 큰 원인 중의 하나라고 생각되고 있으므로 말초 중에서도 심장에서 가장 먼 위치에 있는 발의 혈행을 좋게 해주면 전신의 혈액 흐름이 좋아지고 혈압에 좋은 영향을 가져오는 것이 당연하다.

발 급소의 지압

①용천(湧泉)은 발바닥 거의 중앙으로, 발가락을 구부릴 때 가장 오목한 부분에 있다. 생명 에너지가 샘과 같이 뿜어져 나온다는 데에서 이름이 붙여진 급소로, 이 곳을 엄지손가락으로 강하게 지압하면 순환계의 작용이 높아지고 혈압도 안정된다.

②발의 삼리는 위장병에 특효가 있는 급소이다. 또 전신의 작용을 높이고 피로를 회복시키는 것과 동시에 고혈압에도 효과가 있다. 양손의 엄지를 겹쳐 다소 강하게 지압하는 것과 함께 뜸도 행한다.

③삼음교(三陰交)는 혈액 순환과 관계 있는 급소로, 전신의 혈행을 좋게 하고 고혈압에도 좋은 영향을 준다. 지압하면 통증이 있으므로 기분 좋을 정도로 힘을 가한다. 3~5장 뜸질을 해도 좋다.

> 혈압이 높은 사람은 발의 급소를 자극하여 혈압을 안정시키는 것이 선결.

발을 자극하여 혈행을 좋게 한다

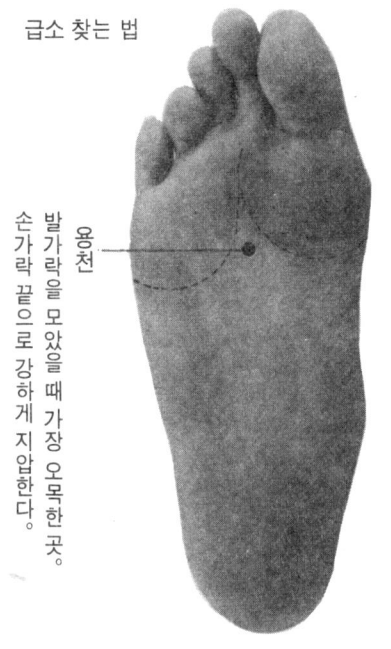

급소 찾는 법

용천

발가락을 모았을 때 가장 오목한 곳. 손가락 끝으로 강하게 지압한다.

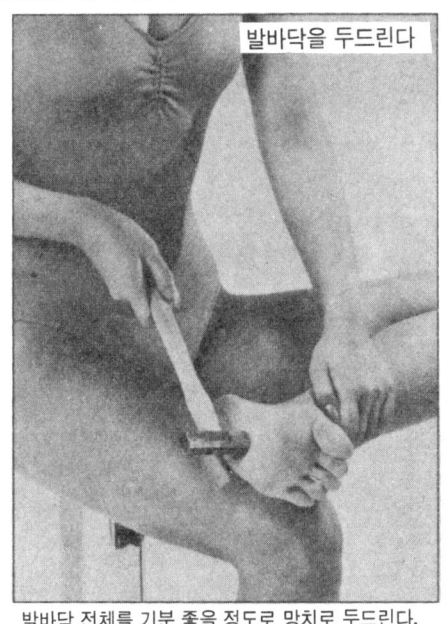

발바닥을 두드린다

발바닥 전체를 기분 좋을 정도로 망치로 두드린다.

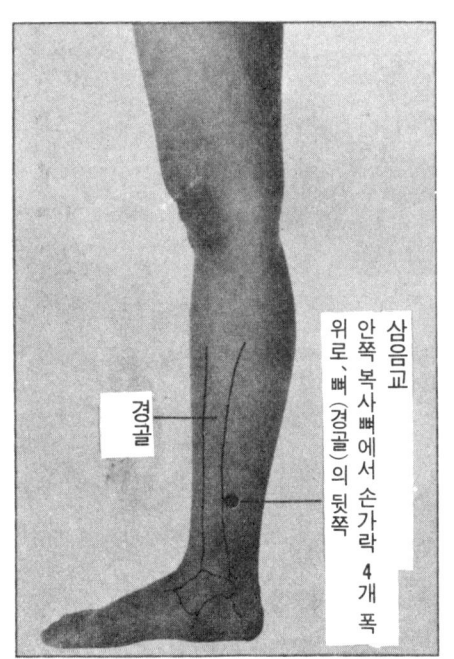

경골

삼음교
안쪽 복사뼈에서 손가락 4개 폭 위로, 뼈(경골)의 뒷쪽

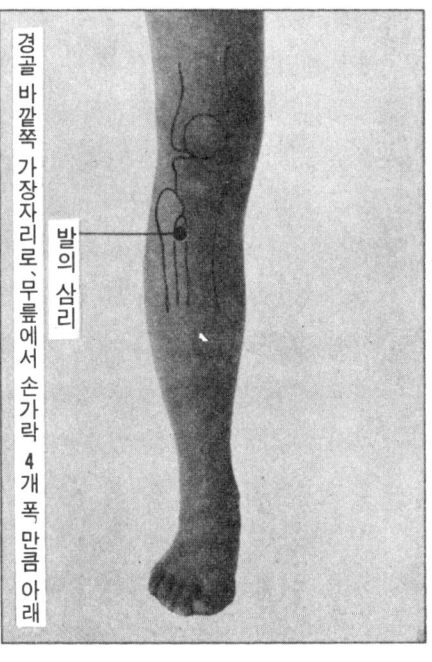

발의 삼리
경골 바깥쪽 가장자리로, 무릎에서 손가락 4개 폭 만큼 아래

⑥ 증상별·변비 고치는 법

비만을 동반할 때

'벨트 구멍이 하나 늘어나면 수명은 10년 줄어든다.'라고 일컬어지듯이 지나치게 뚱뚱한 것은 건강에 나쁘다.

'비만'과 '변비' 사이에 직접적인 인과 관계는 없다. 그러나 너무 뚱뚱한 사람은 종종 소화 흡수가 좋은 음식을 마구 먹기도 하고 섬유질이 많은 식품을 싫어하는 경향이 있다. 섬유질이 적으면 변의 양도 적어져 변비가 되는 경향이 있다.

또 뚱뚱한 사람은 운동에 약하기 때문인지 배의 근력도 약하여 장의 운동을 방해해 버려 변비의 원인을 만든다.

현재 뚱뚱한 사람에게서 변비 경향이 있는 사람을 많이 볼 수 있으므로 살이 찐 사람들은 섬유질이 풍부한 음식을 듬뿍 취하고 운동을 하여 변비를 해소하려는 마음을 갖자. 그렇게 하면 어느 사이엔가 비만의 고민도 해소될 것이다.

왼쪽 아랫배의 지압

뚱뚱한 사람은 배나 등의 지방이 방해가 되어 마사지나 지압이 정확하게 작용하지 못한다는 결점을 갖고 있다. 이제까지 소개한 지압이나 마사지도 뚱뚱한 사람에게는 강하게 실시할 필요가 있는데, 그래도 효과가 충분치 않을 경우가 있다.

그러므로 권하고 싶은 것이 이 왼쪽 아랫배의 지압이다.

①의자에 앉든가 누워(이 때는 무릎을 세운다) 배의 힘을 뺀다.

②요골의 안쪽 다소 내려간 곳에 엄지를 제외한 4개의 손가락을 대

어 없는다.

③그 손가락으로 배를 강하게 누르고 그대로 서경부(鼠徑部)를 향해 누른다.

④다음에 손가락 끝을 약간 구부려 위쪽으로 되돌린다.

이 지압은 S상(狀) 결장을 자극하여 변의를 느끼게 하는 효과가 있다.

뒤꿈치로 엉덩이를 두드린다

엎드려서 무릎 아래만을 움직여 뒤꿈치를 엉덩이로 두드리는 체조를 한다. 뚱뚱하거나 나이가 들어 몸이 딱딱해져 있으면 엉덩이에 닿지 않을지도 모르지만 좌우 번갈아 20~30회 행한다. 이 운동은 발 뿐만이 아니라 배의 근육도 사용하므로 운동부족을 해소하는 것과 함께 복근을 단련시키며 장에도 자극을 주어 장의 운동이 활발해진다.

뚱뚱한 사람은 평소에도 운동부족이 되기 쉬우므로 다음에 소개하는 변비체조를 적극적으로 실시하도록 하자.

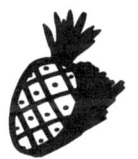

왼쪽 아랫배를 강하게 누르고 손가락을 구부려 되돌리도록 한다.

• 좌하복부의 지압과 마사지 •

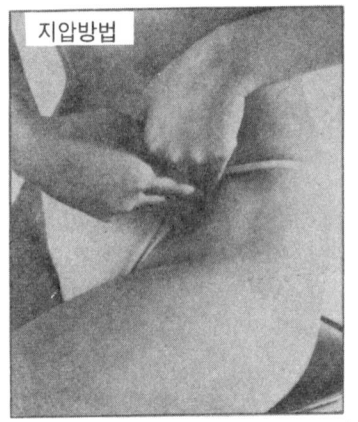

지압방법

화장실에 앉아 실시하면 변의가 금방 일어나는 경우도 있다.

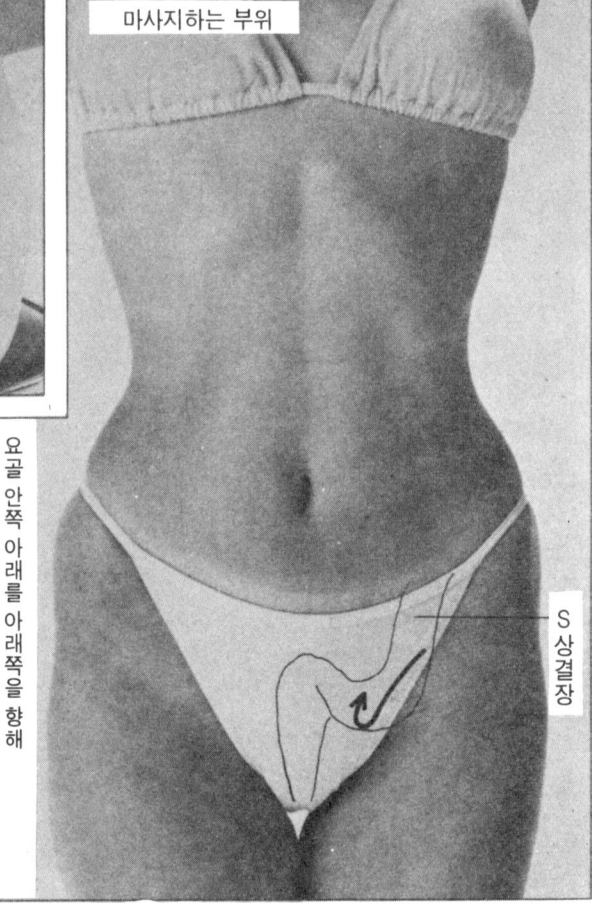

마사지하는 부위

요골 안쪽 아래를 아래쪽을 향해 강하게 밀어내리고, 그대로 위로 당겨올리듯이 주무른다.

S 상결장

뒷꿈치로 두드린다

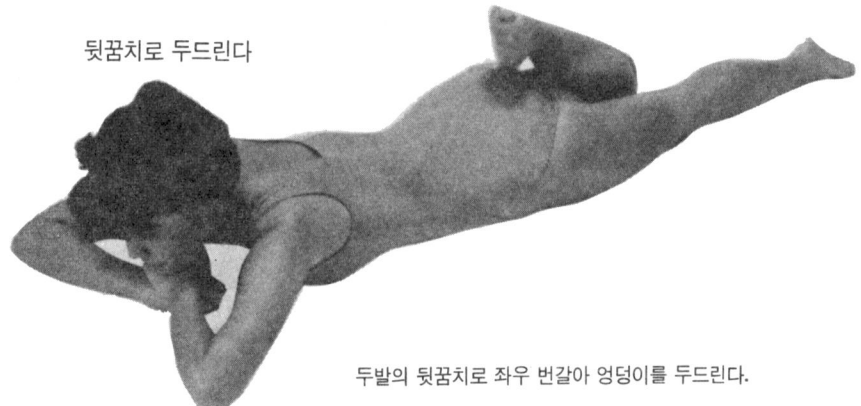

두발의 뒷꿈치로 좌우 번갈아 엉덩이를 두드린다.

1 체조로 고친다

아침에 제일 먼저 침상에서 실시한다

   변비의 치료는 배변 습관을 들이고, 섬유질이 풍부한 음식을 많이 섭취하는 것이 기본인데 몸을 움직이는 것 또한 잊어서는 안된다. 체조를 하면 힘이 부족한 복근이 강화되는 것과 함께 전신의 신진대사가 활발해지고 배에 자극이 가해져 배의 운동이 부활된다.
   체조를 함에 있어서 무엇보다 중요한 것은 매일 계속해서 실시하는 습관을 들이는 것이다. 아무리 효과가 있는 체조라도 작심 3일로 끝나서는 아무 일도 되지 않는다.
   침상에서 가능한 간단한 체조라도 좋으니까 일어나기 전이나 자기 전에 반드시 실시하도록 일과에 짜 넣는다.
   아무튼 하루 이틀이 아닌 10일 이상 계속하도록 하자.

발 들기 지속 체조
① 아침에 눈이 떠지면 몸을 쭈욱 편다.
② 덮고 있던 침구를 걷는다.
③ 누운 채 뒤꿈치를 바닥에서 대략 30㎝ 정도 들어 올리고 그대로의 자세를 한동안 유지한다. 이 때 무릎을 똑바로 펴도록 주의한다.
④ 처음에는 10초 정도 밖에 지속하지 못할지 모른다. 그러나 10초라도 상관 없으므로 이것을 3회 반복하기 바란다. 당장은 30초를 목표로 하고 그것이 가능해지면 1분을 목표로 한다.

⑤쉽게 1분을 계속할 수 있게 되면, 이번에는 발 위에 방석을 얹고 그것을 1분 정도 계속할 수 있도록 한다.

발 들어올리는 체조
①눕는다.
②두손, 두발을 위로 올린다.
③다음에 그 두손, 두발을 힘있게 흔들어 내리고 그 반동으로 다시 들어올린다. 이것을 5~10회 반복한다.

V자 자세
①발을 앞으로 내고 앉아 상체를 다소 뒷쪽으로 쭉 펴고 두발을 천천히 올려가며 V 자 자세를 취하고 그대로 지속한다.
②처음에는 겨우 10초 정도 밖에 지속하지 못할지 모르지만 그렇더라도 30초가 될 때까지 몇 번이고 계속한다.
③점차 지속하는 시간을 늘려가 30초 동안 계속할 수 있게 노력한다.

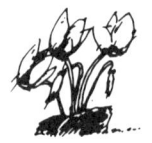

> 간단한 체조라도 좋으니까 매일 실행하는 습관을 붙이는 것이 제일.

• 누워서 할 수 있는 체조 •

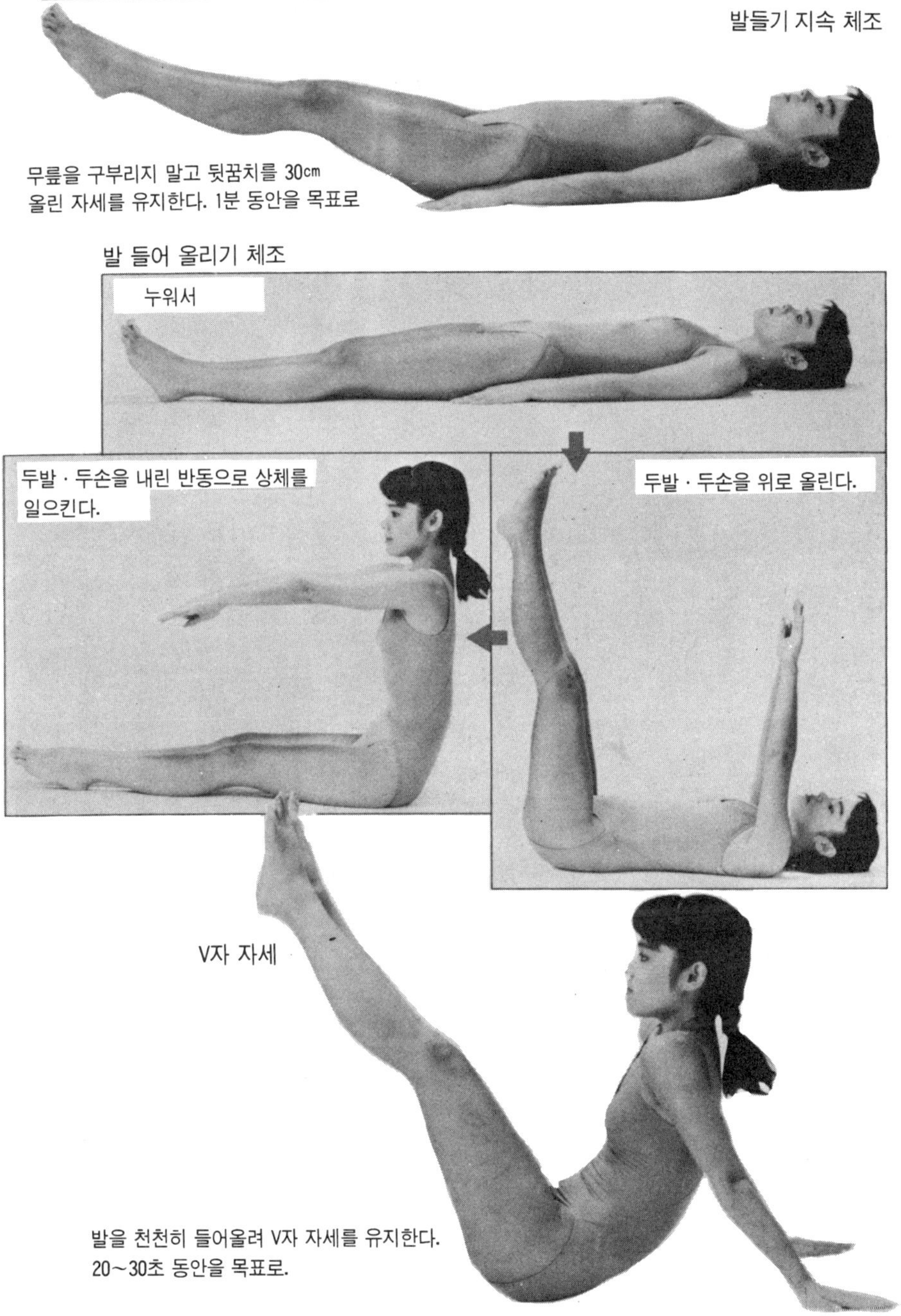

발들기 지속 체조

무릎을 구부리지 말고 뒷꿈치를 30㎝ 올린 자세를 유지한다. 1분 동안을 목표로

발 들어 올리기 체조

누워서

두발·두손을 위로 올린다.

두발·두손을 내린 반동으로 상체를 일으킨다.

V자 자세

발을 천천히 들어올려 V자 자세를 유지한다. 20~30초 동안을 목표로.

② 체조로 고친다

복근을 힘있게 하여 변의를 일으킨다

음식물을 입으로 넣어 변으로 배출시키기까지의 통과 시간을 구미인과 아프리카 원주민을 비교해 보면 구미인 쪽이 2배나 길다.

바꾸어 말하자면, 그만큼 구미인 쪽이 변비를 일으키기 쉽다는 뜻이다. 우리는 거의 중간이다.

어째서 그만큼 큰 차이가 있는가. 단적으로 말하자면, 음식물 중 섬유질의 섭취가 아프리카 원주민에 비해 구미인의 경우는 매우 적고 때문에 변의 양 또한 적어지기 때문이라 일컬어지고 있다. 게다가 구미인이나 우리가 운동 부족에 빠져 있다는 것은 변비를 만드는 큰 원인 중의 하나라고 생각해도 좋을 것이다.

문명의 진보는 우리의 생활을 쾌적하게 하고 몸을 움직이지 않아도 되도록 하였다. 교통수단의 발달로 전철이나 버스를 이용하고 택시 또한 탈 기회가 늘어 결과적으로 걷는 일이 적어지고 있다.

직장에서도 상황은 마찬가지이다. 무거운 것을 들기도 하고 나르는 등 몸을 사용하는 작업은 점점 기계가 대신하게 되었다. 가사에 있어서도 전화배달 제품의 보급이 보편화되어 상당히 편해졌다.

이런 만큼 몸을 사용하지 않으면 운동 부족이 되는 것은 당연하다.

그 결과, 변의 배출에 큰 역할을 하는 복근의 힘이 약화되어 스스로 변비의 원인을 만들어 버리는 것이다.

변비 경향이 있는 사람은 쇠약한 복근의 힘을 원래대로 되돌리는 체조를 해야 한다.

복근을 강화시키는 체조를 하면 동시에 장에 자극을 주게 된다. 아침에 일어나서 또는 화장실에 가기 전에 다음과 같은 체조를 실행하자.

비틀기와 굴신(屈伸)으로 장에 자극을 가한다

①발을 어깨 폭 넓이로 벌리고 앉는다. 어깨의 힘을 빼고 릴렉스하게 한다.

②상체를 앞으로 숙이면서 왼손을 오른발 끝에 댄다. 무릎은 똑바로 편 채로 허리를 구부려 몸통을 꼬는 것이 포인트이다.

③상체를 원래대로 되돌리고, 이번에는 허리에 두손을 대고 뒤로 젖힌다. 이 때 가능한 배를 앞쪽으로 내밀도록 한다.

④원래대로 되돌렸으면 또 상체를 앞으로 숙이고 이번에는 오른손을 왼발의 발끝에 댄다. 몸을 일으켜 뒤로 젖힌다.

1,2에서 오른쪽 앞으로 구부리고 3,4에서 뒤로 젖히며, 5,6에서 왼쪽 앞으로 구부리고 7,8에서 뒤로 젖히는 체조를 리드미컬하게 5~10회 반복한다.

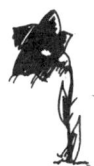

화장실에 가기 전에 실시하고 장에 자극을 주어 장운동을 촉진시킨다.

• 비틀기와 굴신으로 장에 자극을 가하는 체조 •

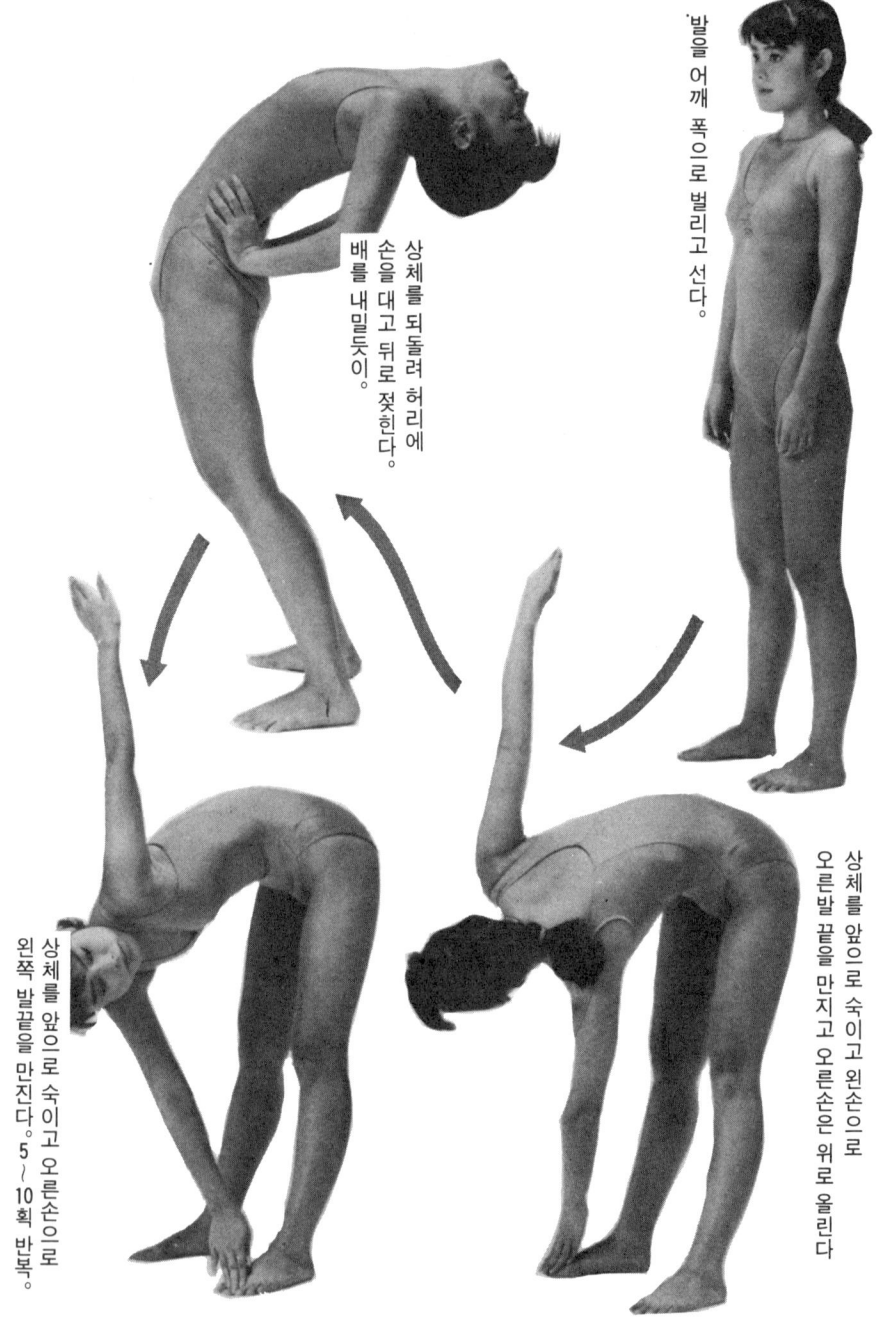

③ 체조로 고친다

운동부족 해소에도 도움

변비는 본래 체력이 약한 사람에게서 많이 볼 수 있다. 또 나이를 먹어 체력이 쇠약해진 사람이나 운동 부족으로 전신의 노력이 저하되어 있는 사람들 사이에도 많은 것이 사실이다.

이런 사람들은 복근의 힘이 쇠약해져 있기 때문에 대장이 하수(下垂) 기미를 보이고 본래의 기능을 발휘하지 못한다. 또 혈행이 나쁘기 때문에 위장의 움직임이 저하되는 경향이 있다. 대장이 잘 움직이지 못하면 변의 운반도 스무드해지지 않는다.

근력이 부족하면 변비 때 배에 힘을 주어도 충분한 압력이 가해지지 않기 때문에 변을 밀어낼 수 없게 된다.

변비인 사람에게 운동(그중에서도 복근을 단련하는 체조)을 권하는 것은 이상과 같은 이유에서이다.

이제까지 소개한 몇가지 체조는 주로 복근을 단련시키는 것에 주안을 둔 것이다.

다음에 소개하는 체조는 복근을 단련시키는 외에도 장에 자극을 가하는 데 유효한데, 그 뿐만 아니라 현대인의 쇠약한 발을 단련하는 효과도 기대할 수 있다. 앞에서 설명한 체조에 비하면 다소 어렵겠지만 꼭 하기 바란다.

발의 굴신 체조
①직립한 자세에서 그대로 무릎을 구부리고 앉아 두손을 바닥에 댄 채 앞을 응시한다.

②두손과 오른발로 몸을 지탱하고 왼발을 뒤로 편다. 이때 배를 당긴다는 생각으로 젖히는 것이 이 체조의 포인트이다. 얼굴은 정면을 향하고 편 발의 무릎은 구부러지지 않도록 주의한다.

③왼발을 원위치로 돌리고 다음에 오른발을 뒤로 편다.

처음에는 5~6회 밖에 하지 못할지 모르지만 매일 계속해서 하는 동안에 횟수가 늘어간다. 30회는 할 수 있도록 노력한다.

이렇게 하여 복근이 강해지면 변비가 해소될 뿐만 아니라 위하수(胃下垂) 기미로 언제나 위의 상태가 나쁜 증상도 개선된다. 또 냉증으로 발목이 찬 증상도 완화된다. 이런 운동에는 자율신경의 움직임을 좋게 하는 효과가 있기 때문이다.

복근을 강화하는 체조는 더욱 아름다운 몸매를 만드는 데 있어서도 결코 놓칠 수 없는 효과가 있다. 배의 군살을 빼어 날씬한 허리선을 만들기 위해서도, 또한 발목을 가늘게 하여 여성적인 실루엣을 실현하기 위해서도 매일 계속하도록 한다.

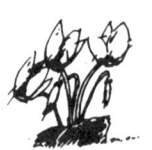

| 복근을 단련시키고 변의를 느끼게 하는 체조는 배를 들어가게 하여 미용에도 효과가 있다. |

• 발을 구부렸다 펴 장을 자극하는 체조 •

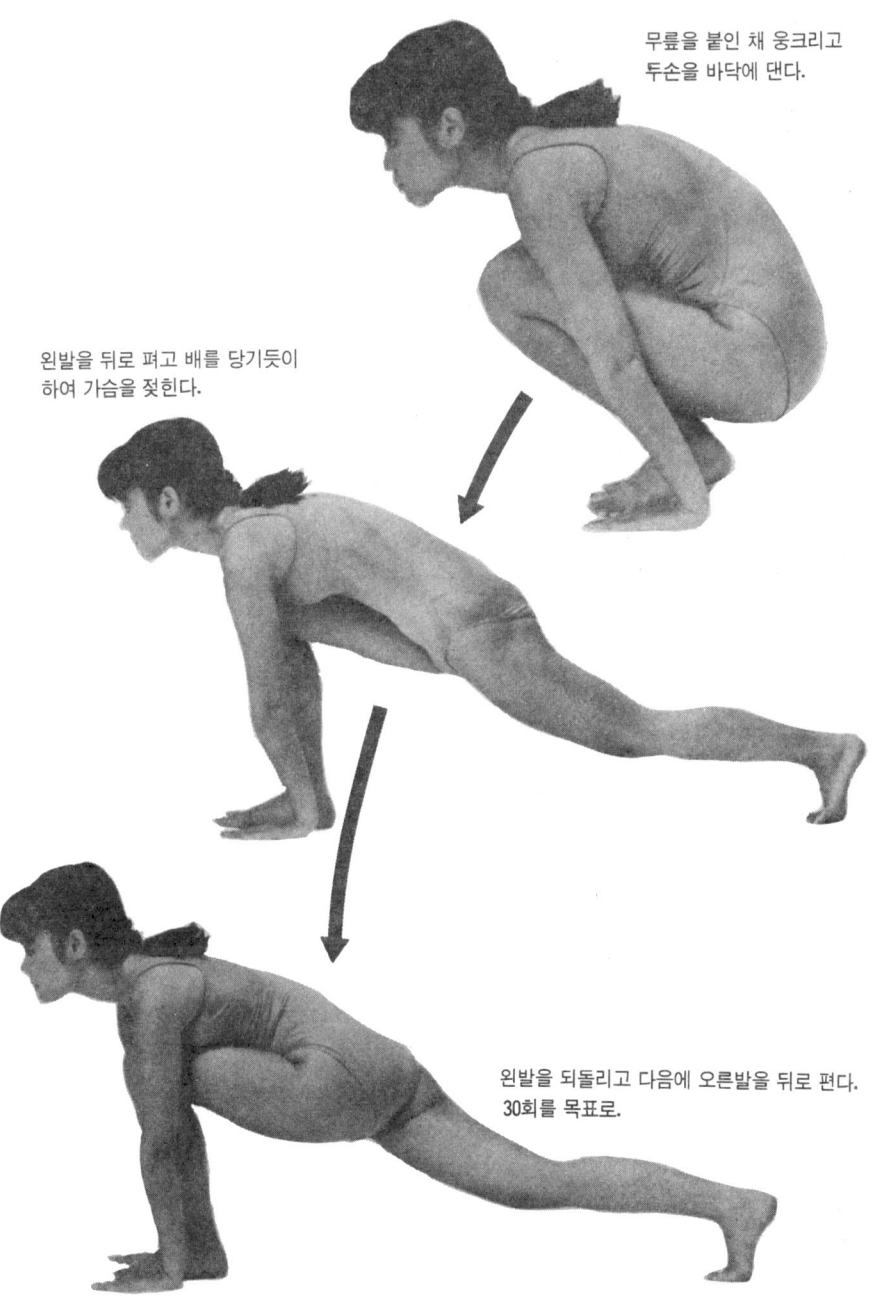

무릎을 붙인 채 웅크리고 두손을 바닥에 댄다.

왼발을 뒤로 펴고 배를 당기듯이 하여 가슴을 젖힌다.

왼발을 되돌리고 다음에 오른발을 뒤로 편다. 30회를 목표로.

① 누구나 할 수 있는 변비의 치료방법

물구나무서기로 고친다

우리들의 내장은 복막이나 인대, 근육 등으로 지탱되어 각각의 위치를 유지하고 있다. 그 지탱하는 힘이 약해지면 내장은 아무래도 하수(下垂) 경향을 나타낸다. 일반적으로 말해서 변비에 걸린 사람들은 내장을 지탱하는 힘이 약해지고 그 탓으로 대장의 활동도 저하된다. 이런 내장이 하수되어 있는 사람들에게 권하고 싶은 것이 여기에서 소개하는 '물구나무 서기'이다.

물구나무 서기를 하면 당연히 하수되어 있던 내장이 상복부에서 가슴 쪽으로 올라간다. 그 결과 내장이 움직이면 대장에도 자극이 가해져 운동을 촉진시키는 계기가 된다.

또 물구나무 서기를 반복해 내장을 몇번이나 상하 운동시키고 있는 동안에 내장을 지탱하는 인대나 근육이 강화되어 내장 하수도 고쳐진다. 그 결과 장의 움직임도 좋아지므로 배변도 좋아지는 것이다. 물구나무 서기는 또한 복근도 강화시켜 배에 강하게 힘을 줄 수 있게 되며 복압도 충분해진다. 또 발쪽에 몰려 있던 혈액이 머리 쪽으로 흘러 신진대사도 좋아지고 전신의 기능도 활발해지므로 장의 작용도 좋아질 것이다.

물구나무 서는 방법

①지탱 도립

물구나무 서기를 하여 발목을 보조자에게 지탱시키는 방법이다. 손바닥을 쭉 펴고 팔꿈치도 쭉 펴 지탱하면서 발을 들어올려 머리를 들어

눈 앞의 바닥을 보도록 한다.

익숙해지면 보조자에게 손을 놓도록 하고 혼자서 할 수 있도록 노력한다. 벽면을 향해 벽 도립을 해도 좋다.

② 삼점(三點) 도립

양손과 머리, 이 3점을 지탱하여 실시하는 것이다.

이 편이 안전하므로 다소 하기 쉬울지 모른다. 그러나 익숙하지 않을 때는 보조자에게 발목을 잡아 달라고 하거나 벽에 대고 실시하는 것이 좋을 것이다.

물구나무 서기할 때의 주의사항

① 중년이나 고령의 고혈압인 사람, 동맥경화가 진행되어 있는 사람은 뇌졸증의 위험이 있으므로 해서는 안된다.

② 주변에 물건이 없는 넓은 곳을 선택해서 실시한다.

③ 시작하기 전에 반드시 준비 체조를 한다.

④ 젊은 사람이면 한번에 1분 정도, 나이 든 사람은 5~10초 정도 견딘 후, 쉬면서 수회 실시한다.

⑤ 무리하게 하거나 장시간 억지로 계속하는 것은 엄금이다.

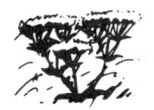

처음에는 다른 사람에게 발을 잡아 달라고 하거나 벽에 대고 실시한다.

• 물구나무 서기로 내장을 작용시켜 장의 운동을 촉진시킨다. •

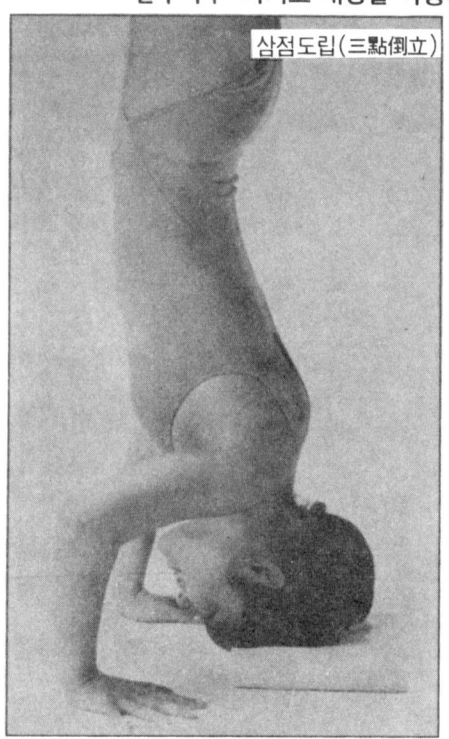

삼점도립(三點倒立)

손과 머리를 지탱한 삼점도립. 두손으로 머리를 지탱하고, 팔꿈치와 머리를 의지한 삼점도립도 좋다.

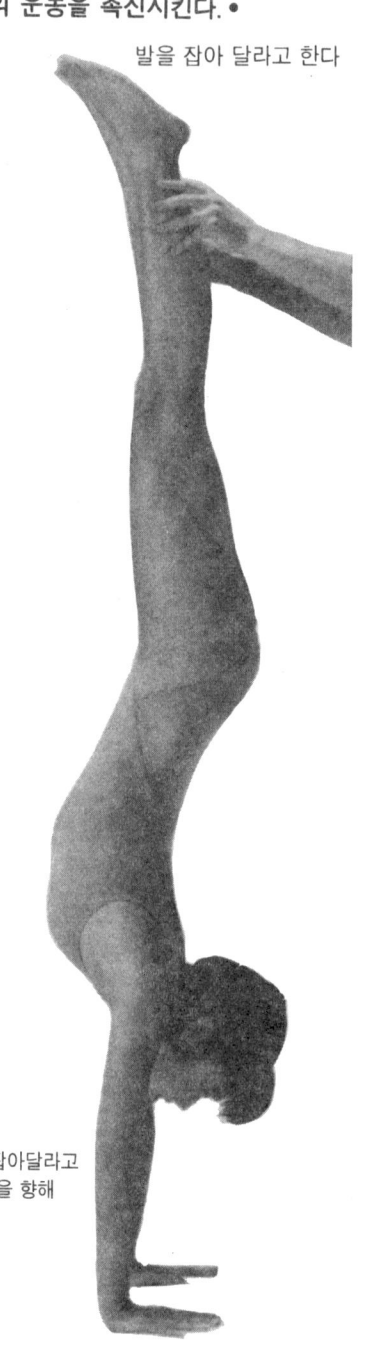

발을 잡아 달라고 한다

처음에는 다른 사람에게 발을 잡아달라고 하는 것이 좋다. 익숙해지면 벽을 향해 물구나무 서기를 한다.

② 누구나 할 수 있는 변비의 치료방법

복식 호흡법으로 고친다

우리들은 1분 동안에 대략 18회를 호흡하고 있다. 합하면 1일에 약 2만 6천회를 하고 있다는 계산이 된다. 그런데 보통 때 반복하고 있는 호흡은 얕기 때문에 더러워진 공기가 전부 교환되지 않고 폐에 남아 있다. 더러워진 공기를 모두 신선한 공기로 교환시키기 위해서는 좀더 깊은 호흡 즉, 배를 최대한으로 부풀리기도 하고 오므리기도 하는 복식 호흡이 필요하다. 폐에 신선한 공기가 가득 들어가면 전신이 산소 공급을 받을 수 있고 몸의 작용도 활발하게 된다.

게다가 이 복식 호흡에는 변비를 개선하는 효과도 있다. 우선 배를 부풀리기도 하고 오므리기도 하는 것에 의해 대장에 자극을 가하고 운동을 일으킨다. 또 복근이 단련되어 배에 힘을 주는 것이 강해지고 장의 작용도 활발해진다. 전신에 산소가 많이 공급되어 몸의 움직임이 좋아진다는 것 또한 두말할 필요가 없다. 그리고 심호흡은 몸의 긴장을 푸는 효과가 있으므로 스트레스에 의한 장해를 제거한다. 특히 정신적 스트레스가 중요한 원인이 되는 경련성 변비에 효과적이다.

복식 호흡 방법

①의자에 앉은 채로도, 바닥에 누워서도, 책상 다리를 하면서도, 정좌해서도 상관없지만 가능한한 편안한 자세를 취한다. 이 자세에서 전신의 힘을 빼 입을 가볍게 오므리며 가늘고 천천히 입으로 숨을 내뿜어 간다. 가슴의 숨을 다 뿜었으면 더욱 배를 오므려 담겨져 있는 공기를 전부 **내뱉는다.**

③전부 내뱉었으면 잠시 숨을 멈추는데, 그 때 전신의 힘을 빼면 자연스럽게 공기가 폐에 들어간다. 그리고 또 의식적으로 배를 부풀려 배에 가득할 정도로 듬뿍 빨아 들인다.

이것을 반복한다.

③누워서 배 위에 무게가 있는 두 개의 책을 얹고 이대로의 자세로 복식 호흡을 실시한다. 숨을 뱉을 때는 책의 무게를 이용하여 배를 오목하게 하고, 빨아들일 때는 배에 힘을 넣어 책을 들어올린다. 이렇게 하면 배를 오므리거나 부풀리거나 하는 복식호흡의 요령을 익힐 수 있다.

④책상다리를 하듯이 앉아 발바닥을 마주 대고 두손으로 발목을 잡는다. 숨을 뱉을 때는 등줄기를 펴고 배를 부풀린다. 이렇게 하면 복식호흡을 잘할 수 있게 된다.

또 복식 호흡법은 언제 어디에서나 할 수 있으므로 기회가 있을 때마다 실시하기 바란다.

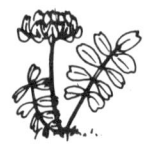

특히 스트레스가 원인인 변비 타입에 효과가 좋다.

• 누구나 할 수 있는 복식호흡 방법 •

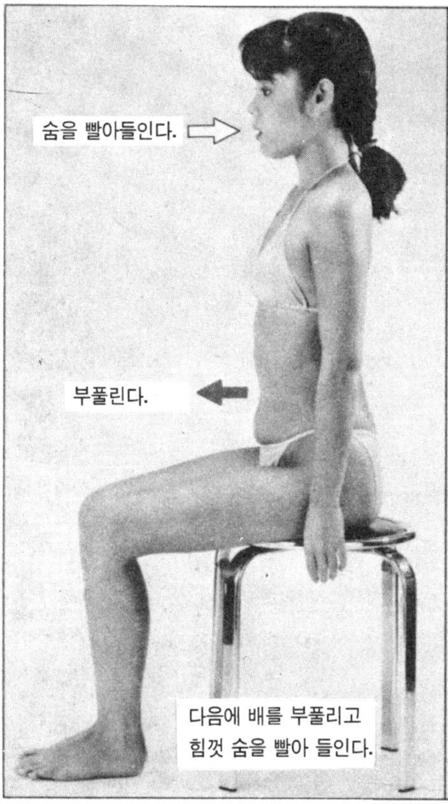

복식호흡 방법

숨을 빨아들인다. ⇨

부풀린다. ⬅

다음에 배를 부풀리고 힘껏 숨을 빨아 들인다.

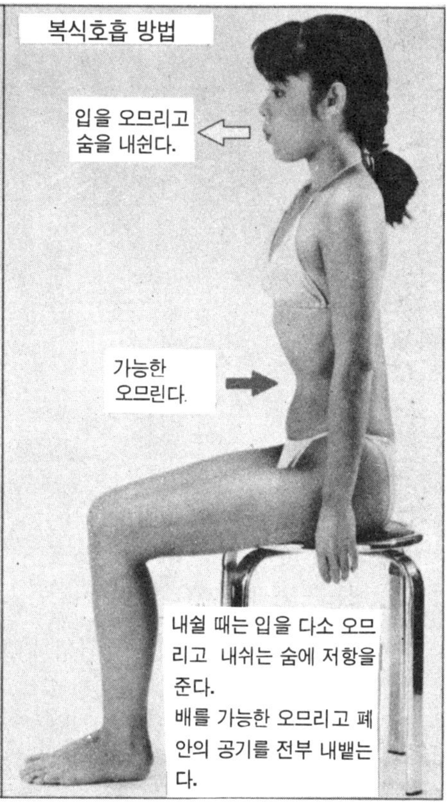

입을 오므리고 숨을 내쉰다. ⇦

가능한 오므린다. ➡

내쉴 때는 입을 다소 오므리고 내쉬는 숨에 저항을 준다.
배를 가능한 오므리고 폐 안의 공기를 전부 내뱉는다.

이런 방법도

빨아 들일 때는 등줄기를 펴고, 내쉴 때는 배꼽을 들여다 보듯이 등을 구부린다.

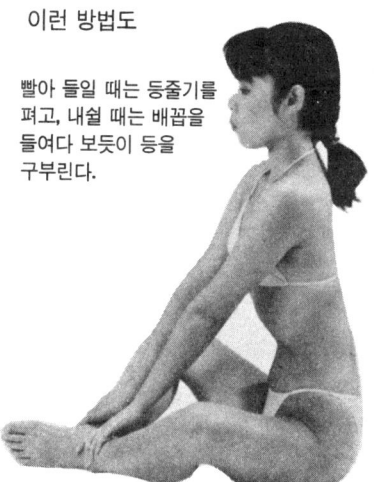

배에 두꺼운 책을 얹으면 하기 쉽다

배에 두꺼운 책을 얹으면 배의 오므리는 법.부풀리는 법을 잘 알 수 있다.

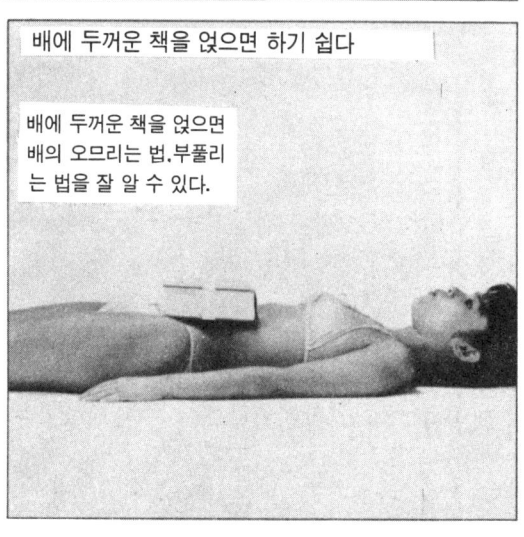

③ 누구나 할 수 있는 변비의 치료방법

변비약의 바른 선택법과 사용법

아무리 운동이나 체조를 해도 배변이 좋지 않을 때는 마지막 수단으로써 변비약을 이용해 본다.

변비약을 사용할 때는 작용이 약한 것에서부터 시작하여 효과가 없으면 양을 늘리고, 그래도 효과가 없으면 작용이 강한 것으로 바꾸는 것이 원칙이다.

시판(市販) 변비약 고르는 법

시판되고 있는 변비약에 사용되고 있는 성분의 주된 것은 다음과 같다.

①결장 자극성 하제(下劑)

대장에 자극을 주어 운동을 일으키는 것과 함께 수분 분비를 촉진시키고 있는 변을 부드럽게 하는 작용이 있는 약이다. 페놀프타레인계, 안트라키논계, 지페닐메탄계 등의 종류로 나눌 수 있는데, 일반 약에는 작용이 강한 페놀프타레인계 약은 쓰이지 않고 있다.

안트라키논계의 약이란 대황, 세티, 카스카라, 알로에 등 생약이나 그에서 배출된 엑기스가 대부분이다. 모두 작용은 순하지만 양이 지나치면 복통을 일으킨다.

지페닐메탄계는 최신 개발된 합성약으로 안트라키논계의 약보다 작용은 순하다.

② 침윤성 하제(下劑)

딱딱한 변에 수분을 침투시켜 변을 부드럽게 한다. 작용이 약하므로 대부분은 안트라키논계의 약제를 배합하고 있다.

③ 팽창성 하제(下劑)

수분을 흡수시켜 변을 부드럽게 하고 그 양을 늘린다. 대부분은 아트라키논계의 약을 배합한다.

④ 염류 하제(下劑)

장 점막에서부터 수분을 분비시키는 것과 함께 운동을 촉진시킨다.

대부분의 시판약은 이들 성분을 몇가지 배합하여 작용을 순하게 만든다. 가장 많은 것은 안트라키논계와 침윤성 하제를 배합한 것으로 '아칼논', '키로메이트' 등이 그 타입의 변비약이다.

안트라키논계의 약만을 3종류 합한 것이 '사라린소프트' 센티의 축출 성분으로 만든 것이 '프루제니드'이다. 대황 등의 생약에 감초 등을 합쳐 작용을 순하게 한 한방계의 변비약도 있다.

팽창성 하제를 주로 하여 거기에 안트라키논계의 센티를 가한 것이 '사트락스', '나이스론정'이다.

제페닐메탄계의 약으로서는 '코락', '피린정', '소핏트'가 있다. 소핏트는 액체이므로 미량 조절할 수 있다.

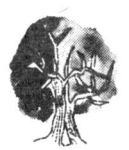

> 변비약은 약한 것에서부터 시작하여 효과가 없으면 양을 늘리고 그 후 강한 약으로 한다.

4 누구나 할 수 있는 변비의 치료방법

자신이 할 수 있는 간단하고 정확한 관장법

항문 가까운 곳에 변이 모여 잘 나오지 않을 때는 관장을 한다.

또 변이 딱딱해 관장을 해도 변이 나오지 않을 때는 손가락을 사용하여 변을 긁어낸다. 용지적변(用指摘便)을 시험하는 것도 좋을 것이다.

관장의 효과는 즉각적이지만 2~3일 정도 배변이 되지 않는다고 해서 함부로 이용해서는 안된다. 관장을 반복하고 있으면 버릇이 되어 관장을 하지 않으면 배변할 수 없게 되고 또 직장 점막이 민감해져 하루에 몇번이고 화장실에 가고 싶어진다. 사람에 따라서는 설사가 계속되는 경우도 있다.

관장 방법

①액이 든 용기를 체온보다 약간 따뜻한 물(38~40도)에 담아 덥힌다.

②자신이 관장할 때는 용기를 가지고 화장실에 들어가 변기에 앉아 웅크리고 항문을 벌린다.

③소량의 관장액을 집어 넣고 기구의 선단과 항문을 적신 뒤 천천히 집어 넣는다.

④액이 흘러 나오지 않도록 화장실 휴지로 항문을 누르고 기구를 빼고 적어도 3분 정도는 가만히 있는다. 가능한한 오래 참는 편이 효과

적이다.

어린이나 환자일 때는

①허리 아래에 큰 비닐을 깔고 변기와 휴지를 준비한다.

②좌측을 밑으로 하여 측와(側臥)시키고 새우처럼 몸을 구부려 엉덩이를 뺀 자세를 취하게 한다.

③관장액을 소량 넣고 기구의 선단과 항문을 적시고 조용히 삽입한 다음 액을 주입한다.

④액이 흘러 나오지 않도록 휴지로 누른 채 기구를 빼고 그대로 3분 정도 참게 한다.

⑤뉘이고 변기를 대어 배변시킨다.

용지적변(用指摘便)의 방법

①잘 쓰는 손에 고무장갑을 끼든가 인지에 손가락 장갑을 낀다.

②자신이 할 때는 변기에 앉거나 웅크린 자세로 실시한다.

③장갑 낀 인지에 올리브 기름을 발라 미끄럽게 하고 항문의 힘을 느슨히 하여 손가락을 삽입하고 딱딱해져 있는 변을 조금씩 빼낸다.

병자에게 할 때는 왼쪽을 아래로 하여 새우처럼 몸을 구부리고 엉덩이를 뺀 자세를 취하게 한다. 아래에 비닐을 깔고 변기와 종이를 준비하여 자신이 하는 것과 같이 빼낸다. 빼기 힘들어도 배에 힘을 주지 않도록 한다.

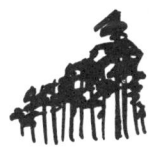

> 아무리 노력해도 배변하기 어려울 때 이 방법을. 관장을 함부로 연용(連用)해서는 안된다.

관장과 손가락을 사용한 배변 방법

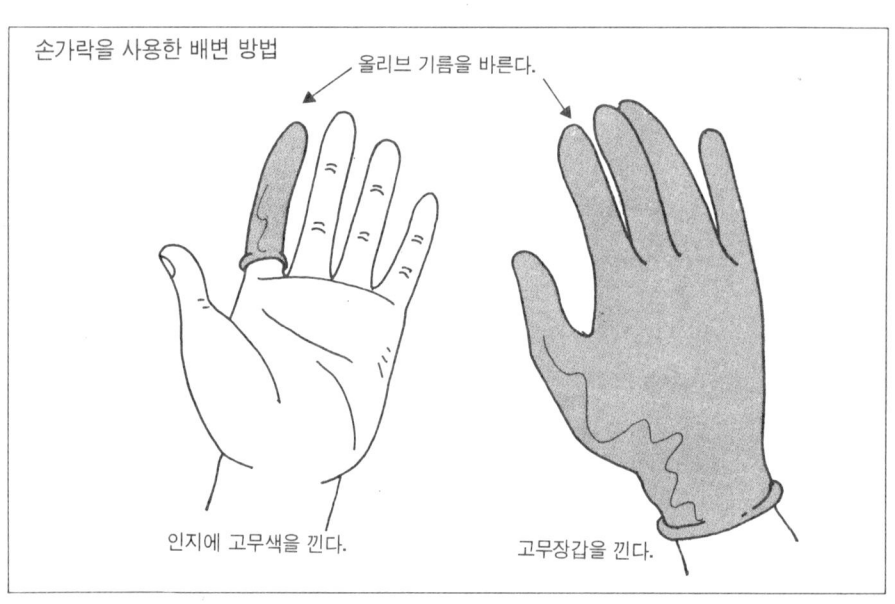

관장기의 여러가지

손가락을 사용한 배변 방법

올리브 기름을 바른다.

인지에 고무색을 낀다.

고무장갑을 낀다.

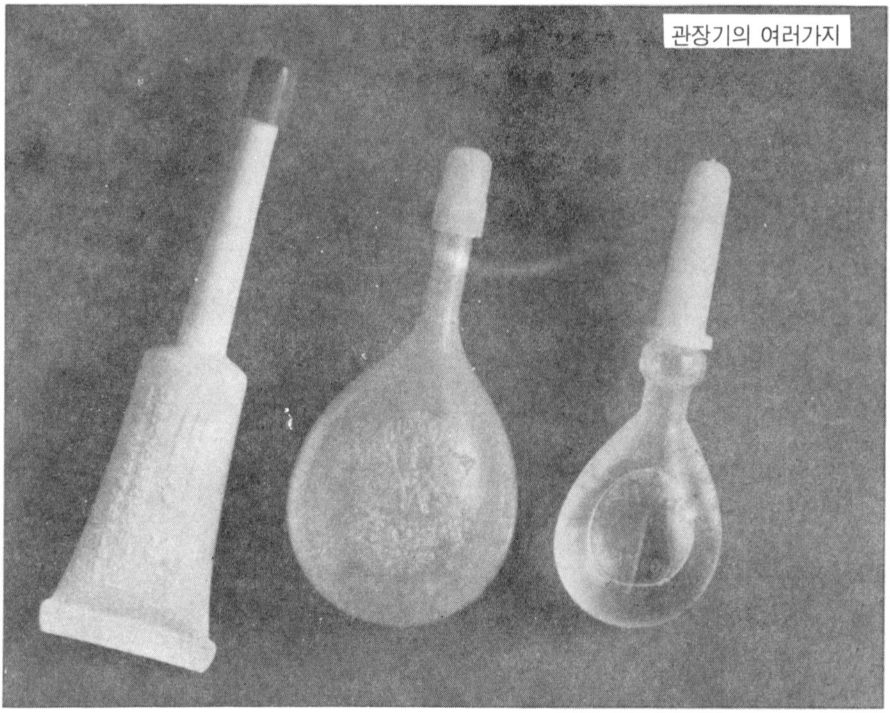

1 이렇게 하면 변비를 예방할 수 있다

우선 배변 습관을 들인다

　우리들이 먹은 음식은 입 안에서 분쇄되어 타액과 섞여 위로 보내진다. 위에서는 분비된 위액과 섞여 일부가 소화되면서 십이지장으로 흘러간다.
　십이지장은 소화 센터라고도 할 수 있는 장소로, 여기에 분비되는 담즙과 췌액의 작용으로 거의 대부분의 영양소가 흡수되기 쉬운 형으로 분해된다. 다음으로 소장은 흡수 센터로 영양소는 여기에서 계속 흡수된다. 나중에 남은 것이 변의 재료가 되는데, 이 단계에서는 아직 액상으로, 대장을 천천히 통과하는 동안 조금씩 수분이 흡수되어 점점 단단해져 간다.

배변의 메카니즘
　①대장을 천천히 지난 변이 마지막으로 직장에 달하면 배변의 제1단계가 시작된다.
　직장의 점막이 그것을 느끼면 그 신호를 척추를 통하여 뇌에 보낸다. 여기에서 비로소 변의를 느끼는 것이다. 한편 직장에서 대장 상부로도 신호가 보내진다. 그에 답하여 대장은 변을 내보내는 운동을 시작한다. 이것을 직장·결장반사라고 한다.
　이렇게 해서 대장에 쌓인 변은 단숨에 직장으로 보내진다. 그와 동시에 뇌에서부터의 명령으로 하복부에 힘을 넣는 운동을 실시하기 때문에 변이 배출되는 것이다.
　②배변을 일으키는 또 한가지 중요한 시스템이 있다. 위·대장 반사

라고 일컬어지는 시스템이 그것이다.

음식물을 먹어 위를 부풀리면 위에서부터 대장으로 신호가 보내지고 대장은 반사적으로 변을 보내는 큰 운동을 일으킨다.

이것이 이 위·대장 반사로 변의를 일으키는 중요한 계기를 만든다.

배변에 중요한 생활 리듬

위·대장 반사가 가장 일어나기 쉬운 것은 공복 때이다. 그러므로 아침 식사 뒤가 가장 변의를 일으키기 쉬운 시간대라는 말이 된다. 아침 식사 후 필히 화장실에 가라고 하는 것은 그 때문이다. 아침식사 후에 배변의 습관을 붙이느냐 않느냐가 변비 예방의 결정적인 수단이 된다 해도 과언은 아니다.

그런데 현실은 아침식사를 거르게 하기 때문에 변의가 일어나지 않기도 하고 변의가 일어나도 화장실에 갈 수 없는 즉, 출근 시간에 쫓기게 되는 이유가 있어서 참고 억눌러 버리는 경우가 적지 않다. 매일 아침식사 후 화장실에 가서 반드시 배변을 한다. 이런 극히 기본적인 배변 리듬을 익히는 것이 변비 치료에는 아주 중요한 것이다.

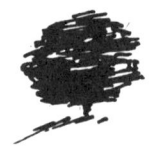

매일 아침 식사 후에 반드시 화장실에 가는 것을 습관화시킨다. 재발을 예방하는 것이 기본.

•배변을 일으키는 메카니즘•

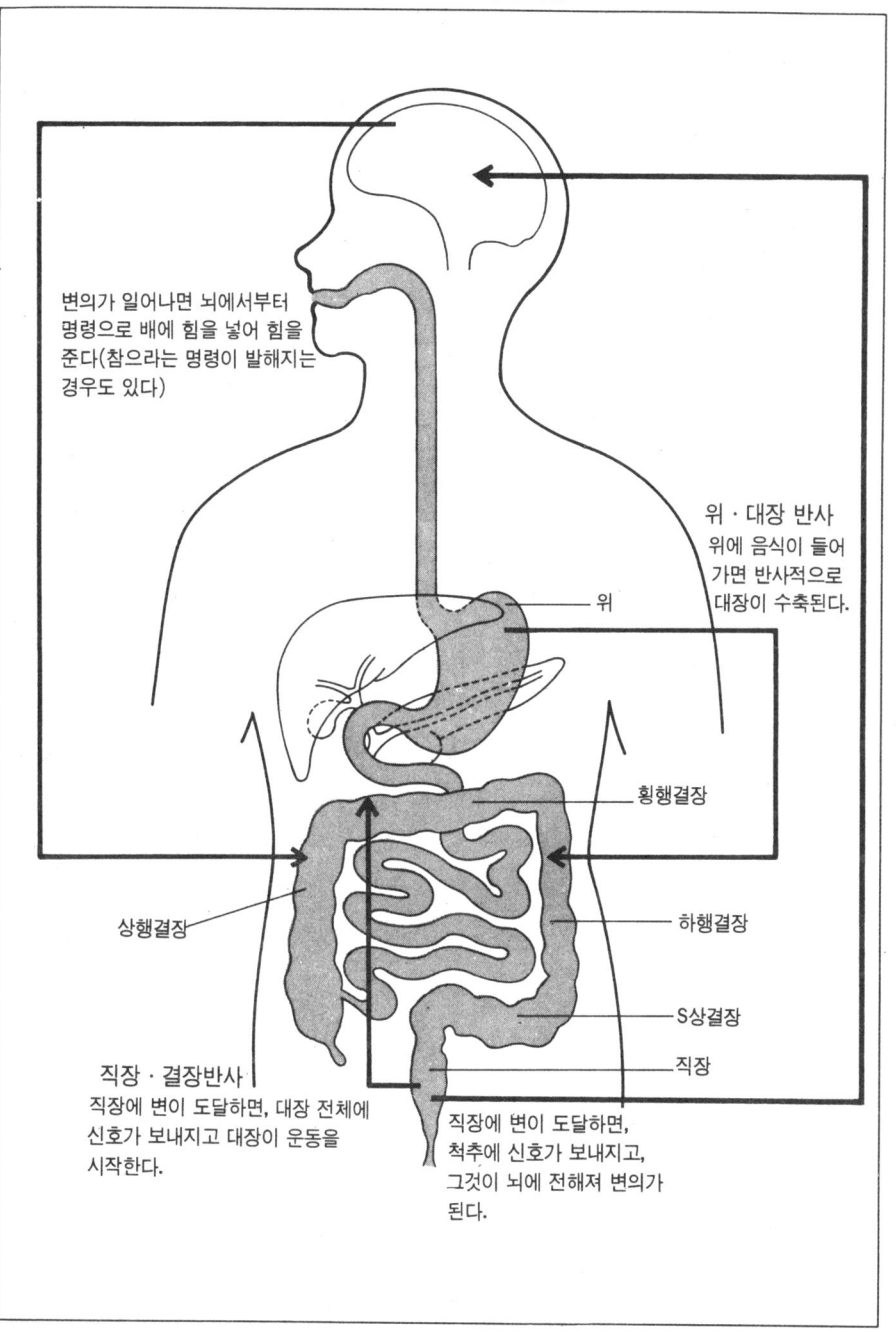

② 이렇게 하면 변비를 예방할 수 있다

변비를 예방하기 위해 듬뿍 먹어야 할 식품

 변비의 치료와 예방에 있어서 가장 중요한 것은 식생활을 바르게 가지는 것이다. 여러가지 방법을 실험해 보았지만 잘 되지 않더라고 한탄하는 소리를 들어보면 식생활이 잘못되어 있는 경우가 많이 있다.
 변비로 고생하는 사람은 우선 자신의 식생활이 잘못되어 있지는 않는가를 체크하기 바란다. 식생활에서 중요한 것은 다음 3가지 점이다.
 ①영양의 밸런스가 잡힌 식사를 규칙적으로 한다.
 ②식물 섬유가 많은 음식을 많이 먹는다.
 ③수분이 부족하지 않도록 한다.

규칙적인 식생활
 아침식사를 거르는 사람이 최근 증가하고 있다.
 가장 변의를 일으키기 쉬운 것이 아침식사 후이므로 아침식사를 거르면 변의를 일으킬 계기가 없어지게 된다.
 게다가 폭식·폭음이나 심야의 식사도 삼가하기 바란다. 갑자기 많이 먹으면 위장은 오버워크를 하게 되고, 밤늦게 음식을 먹으면 위장이 쉬어야 할 때 일을 하게 되기 때문에 리듬이 엉망이 된다. 변비를 치료하기 위해서는 위장의 움직임에 리듬을 주는 것이 중요하고, 그를 위해서는 규칙적인 식생활을 명심해야 한다. 또 지적할 것도 없이 영양의 균형이 잡힌 식사를 하는 것도 중요하다. 변비 소화에 특히 효과가 있는 것은 다음과 같은 식품이다.

식물 섬유

식물 섬유는 먹는 음식에 포함되어 있는 소화·흡수되지 않는 성분으로 변의 재료가 된다. 평소에 많이 먹으면 변의 양이 증가하고 장을 자극하므로 장의 운동이 활발해지고 변의도 일어나기 쉽다. 또 섬유는 수분을 포함하고 있어 변을 부드럽게 유지하는 작용도 있다. 식물 섬유를 다량 함유하고 있는 야채·과일·해조류·버섯·콩 ·감자 등을 충분히 섭취하도록 하라.

수 분

수분을 섭취하는 양이 적기 때문에 변이 딱딱해지고 변의도 적게 느낀다. 수분은 부족하지 않도록 섭취하자. 또 아침 공복시에 찬 물을 마시면 그 자극으로 장의 운동이 활발해지기도 하여 변의를 느끼는 데 도움이 된다.

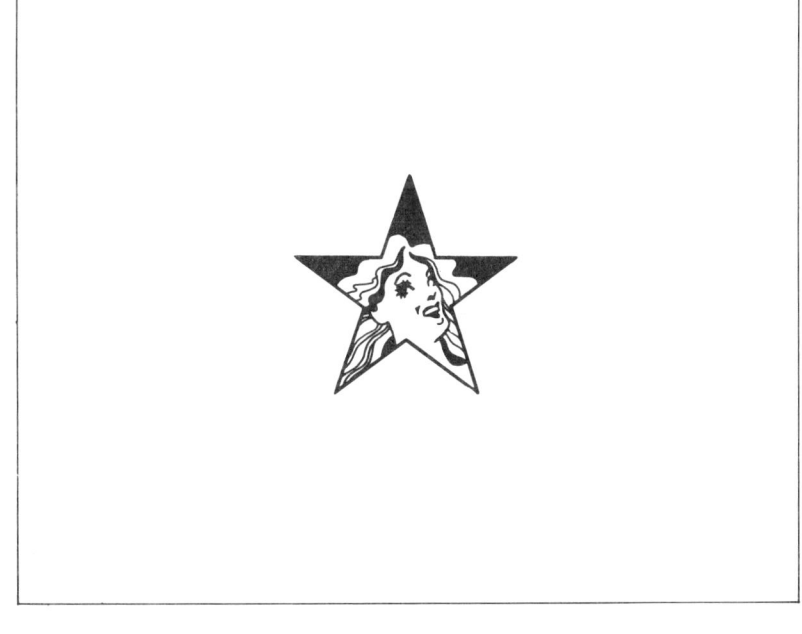

그 외의 식품

찬 우유를 마시면 좋다. 지방도 지방산이 장벽을 자극시켜 운동을 일으키고 물리적으로 매끄럽게 하여 편하게 배변하는데 효과가 있다.

또 다음에 변비를 방지하는 식품의 예를 소개하니 아무쪼록 도움이되었으면 한다.

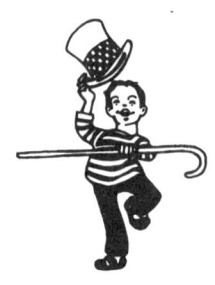

식물 섬유가 많은 야채 · 과일 · 해조류 · 버섯 · 콩 · 감자를 듬뿍 섭취한다.

③ 이렇게 하면 변비를 예방할 수 있다

재발을 막는 일상 동작

몸을 움직이는 것이 중요하다는 것은 누구나 잘 알고 있다. 변비도, 비만도, 성인병도 몸을 움직이느냐 어떠냐에 따라 좌우되는 것이다.

그러나 아무리 중요하다고 해도 일부러 죠깅을 시작하거나 스포츠 클럽에 입회하거나 할 필요는 없다. 일상 생활 중에서 자연스럽게 동작을 취하며 약간의 연구만으로도 생각 외로 운동 부족이 해소되기 때문이다.

약에 의존하지 말고, 변비를 치료하기 위해서도 매일 이런 점에 주의하기 바란다.

생활 중에 가능한 가벼운 운동

①회사나 사무실에서 1~2층 정도 오르내릴 때는 에스컬레이터나 엘리베이터를 사용하지 말고 반드시 계단을 이용한다. 뒤꿈치를 붙이지 말고 발 끝으로 걷기 바란다. 또 집에서 맨발로 있을 때는 내려갈 때도 발 끝 만으로 걷도록 하자.

어떤 동작이든 발의 근육과 함께 배의 근육 단련에 도움이 된다.

②서서 일을 하다가 잠시 쉴 때 또는 앉아서 일을 할 때 허리 운동을 하자.

두발을 가볍게 벌리고 그대로 무릎을 구부려 무릎의 각도가 90도 정도 될 때 멈춘다. 이 자세를 어느 정도 유지할 수 있는가. 30초 동안 할 수 있으면 합격이다. 불가능한 사람은 그것을 목표로 한다.

편하게 30초를 할 수 있게 되면 때때로 1~2Kg 정도의 물건을 두손에 든 채 이 자세를 유지하도록 하자.

　시간을 길게 하기도 하고 드는 물건을 무겁게 하기도 하여 매일 1~2회 실행하자.

　③사무실 등에서 일이 일단락 된 때 의자에 앉은 채 몸을 쭉 펴자.

　우선 의자 등에 허리를 붙이고 두손을 올려 마음껏 몸을 뒤쪽으로 젖힌다. 넘어지면 위험하므로 반드시 발끝을 지탱한다.

　이 체조는 복근의 운동이 되기도 하고 장에도 자극을 준다. 한번에 5~10회 반복한다.

　이 외에도 약간만 신경을 쓰면 운동이 되는 것이 많을 것이다. 특히 걷는 것은 중요하므로 전철이나 버스를 기다릴 때는 벤치에 앉지 말고 왔다갔다 하며 정류장 하나 전에서 버스를 내려 걷는 등의 연구를 하여 노력하기 바란다.

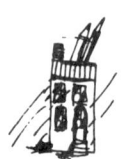

> **약간의 연구로 평소의 운동 부족을 쉽게 해소할 수 있다.**

●일상 생활 중에서 손쉽게 할 수 있는 운동●

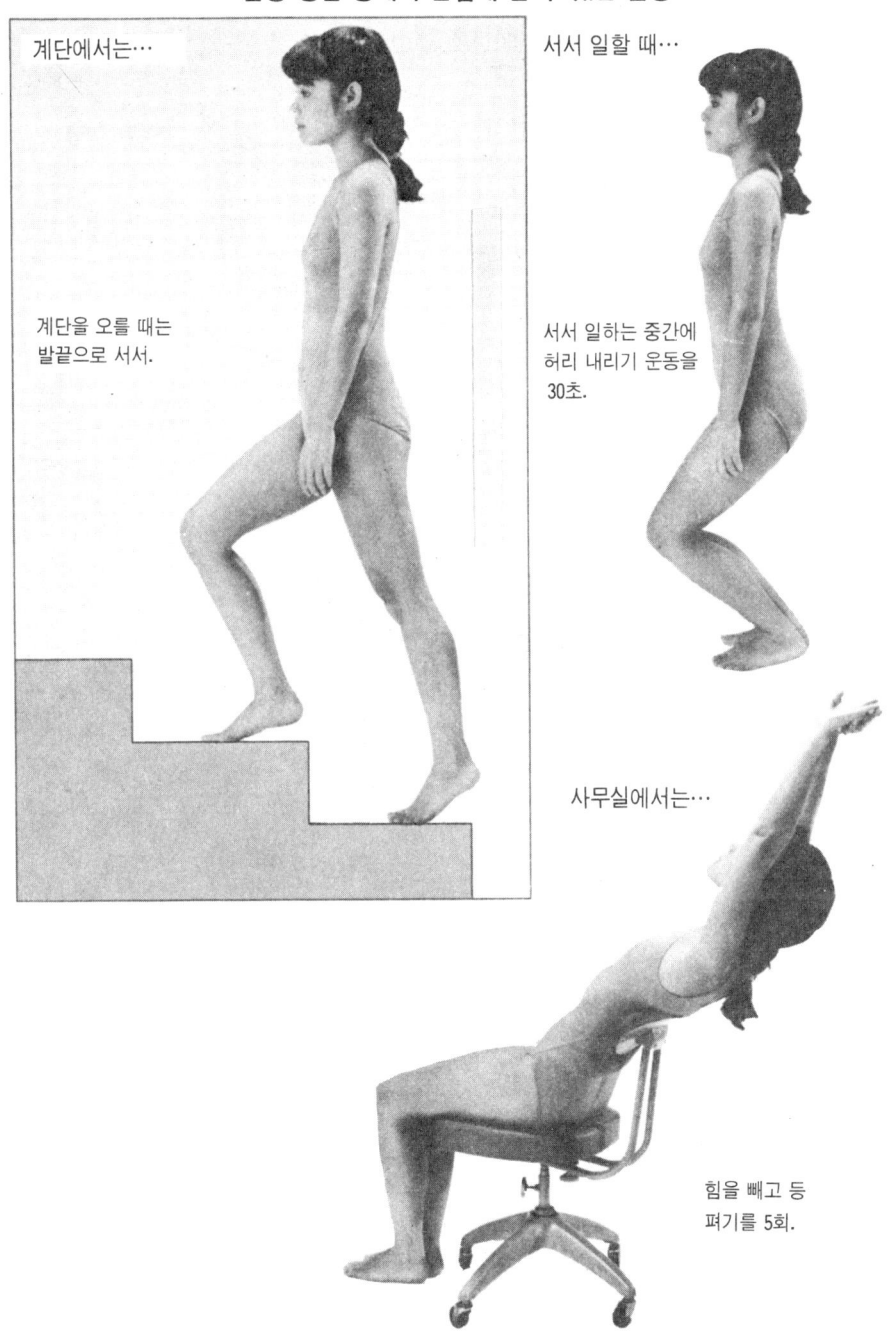

④ 이렇게 하면 변비를 예방할 수 있다

변비를 재발시키지 않는 장(腸) 단련법

체조는 변비의 치료 뿐만 아니라 재발 예방에도 상당한 효과가 있다. 그 중에서도 특히 행했으면 하는 것은 복근을 단련시키는 체조이다. 복근이 강화되면 배에 주는 힘이 강해지고 대장의 움직임도 개선된다. 또 체조를 하면 전신의 혈행이 좋아지고 신진대사도 잘 되며, 신경의 작용까지 조정되므로 변비의 예방에 큰 효과가 있다.

보트 젓기 체조

①발을 앞으로 뻗고 앉아 손을 앞으로 수평으로 든다. 턱을 당기고 등, 팔꿈치, 무릎을 쭉 뻗는다.

②손을 앞으로 편 상태로 상체를 가능한한 앞으로 숙인다. 이 때 턱을 앞으로 내민다. 무릎은 구부리지 않도록 주의한다.

③다시 몸을 일으키고 이번에는 손을 가슴으로 당기면서 몸을 뒤로 젖힌다. 그 때 가슴과 등을 펴고 턱을 당기는 것이 중요하다.

이상 보트를 젓는 요령으로 20~30회 반복한다.

발끝 보기

누워서 두손을 깍지 낀다. 그 손으로 지탱하면서 머리를 일으키고 발끝을 보는 자세를 취한다.

30초 정도 계속했으면 조금 쉬고, 또 30초 계속하는 것을 5~10회 반복한다.

발장구

엎드려 얼굴을 손 위에 얹는다. 이 자세로 발장구를 친다. 두 무릎을 쭉 펴고 천천히 크게 발장구를 친다. 이 체조는 복근과 함께 전근을 단련하는 효과가 있고 히프업에도 도움이 된다. 힘든 체조지만 천천히 실시하며 30회를 목표로 노력하기 바란다.

이상의 체조는 모두 침상에서 할 수 있으므로 아침에 잠에서 깨었을 때나 자기 전 등에 실시하면 좋을 것이다. 예방을 위한 체조는 반드시 매일 실행하는 것을 잊어서는 안된다. 매일 계속하면 배가 들어가고 몸에 낀 쓸데없는 지방도 제거할 수 있으므로 미용 효과도 기대할 수 있다.

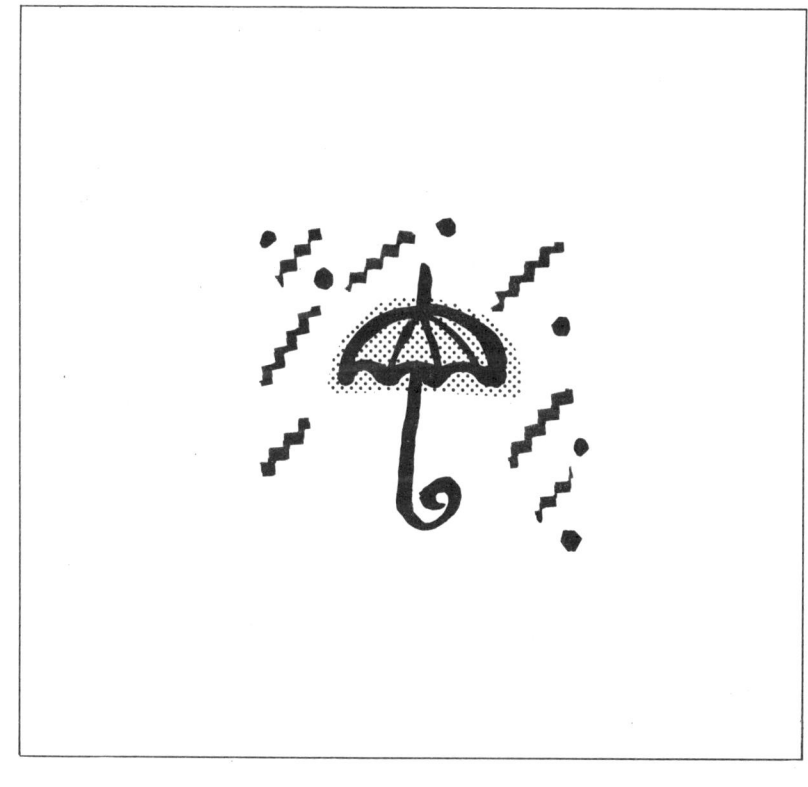

거꾸로 자전거 타기 체조

①누워 허리를 두손으로 지탱하면서 발을 위로 든다.

②허리를 두손으로 지탱하고 발을 똑바로 위를 향해 편다.

③그대로 자전거를 타는 생각으로 발을 천천히 회전시킨다. 30회 이상 실시하도록 하자.

이 체조는 거꾸로 서는 효과도 있어 내장을 작용시키므로 화장실에 가기 전에 실시하면 효과 만점이다.

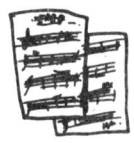

> 변비를 치료할 뿐만 아니라 재발시키지 않기 위해서라도 체조로 장을 건강하게 한다.

• 장을 건강하게 하는 체조 •

보트 젖기 체조

무릎·팔꿈치·등줄기를 쭉 편다.

가능한 앞으로 상체를 숙인다. 무릎을 구부리지 않도록.

팔을 당기고, 가슴을 펴고, 등을 펴는 것이 중요.

발끝 보기   목 만을 일으켜 발끝을 본다. 30초씩 5~10회.

발버둥   바닥 위가 침상에서도 좋으니 30회 계속한다.

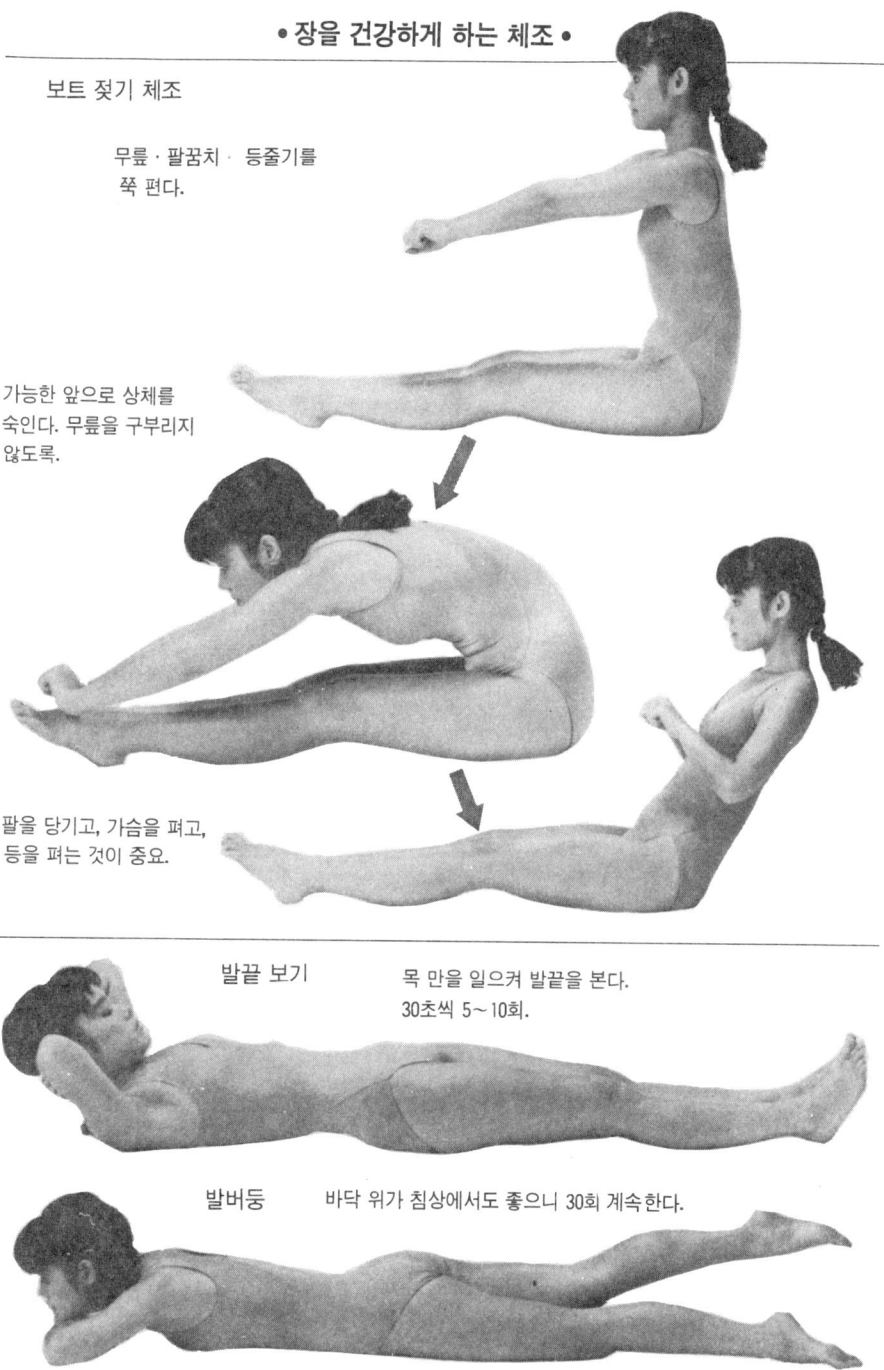

• 거꾸로 자전거 타기 체조 •

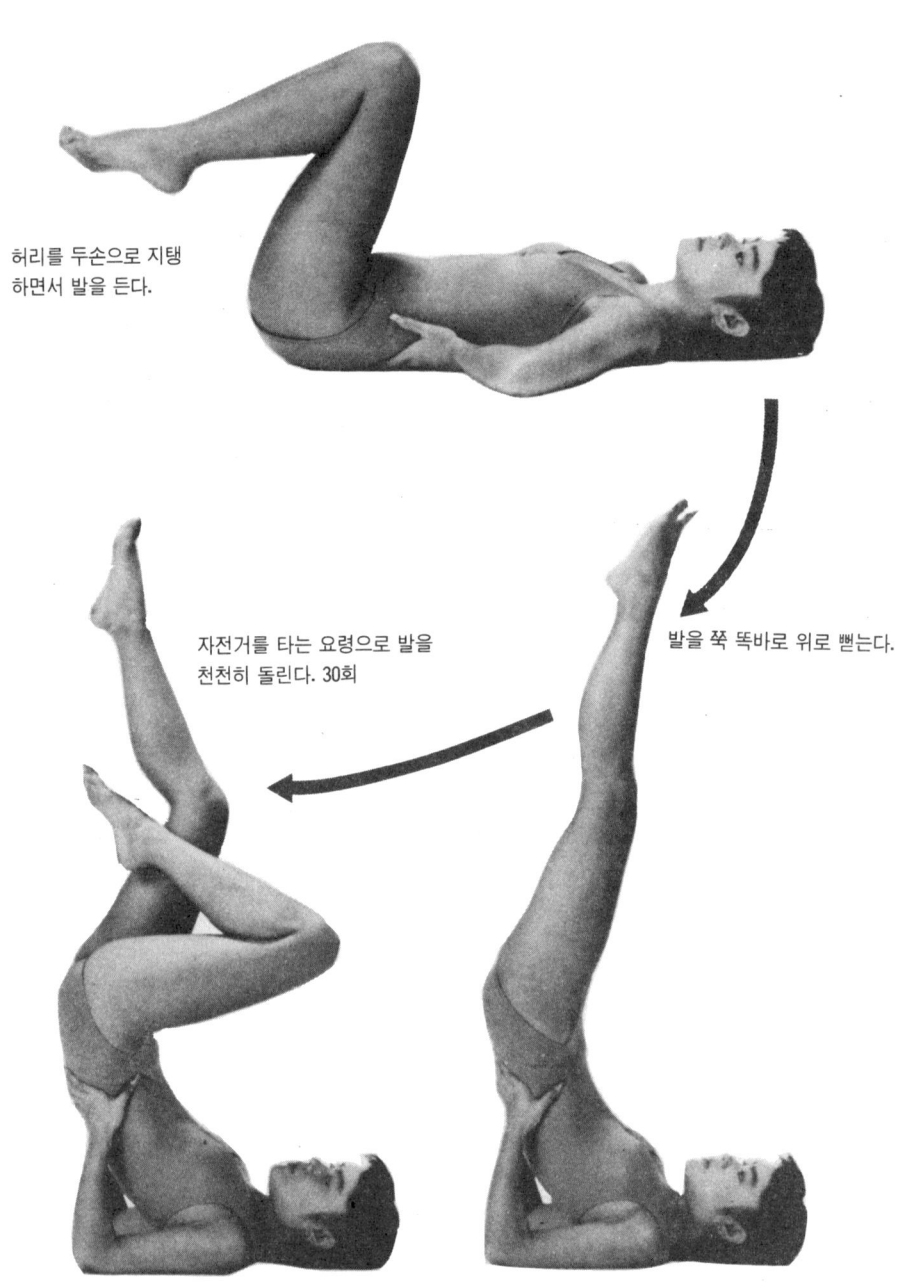

허리를 두손으로 지탱하면서 발을 든다.

발을 쭉 똑바로 위로 뻗는다.

자전거를 타는 요령으로 발을 천천히 돌린다. 30회

당신을 변비 체질로부터 바꾸어 주는
이론편

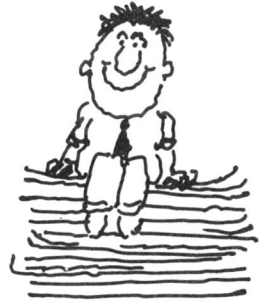

① 이것만은 알아두자

이 정도는 알아 두었으면 하는 변비의 기초 지식

2~3일 변이 나오지 않아도 변비는 아니다

'변비'라는 말은 평소에 사용되는 일상어인 동시에 의학 용어이기도 하다. 일반적으로 2~3일 변이 나오지 않으면 변비라고도 하지만 비록 2~3일에 1회라도 기분 좋게 배변할 수 있으면 의학적으로 변비라고는 할 수 없다. 그렇다고는 해도 며칠만에 1회 라는 식으로 배변 간격이 긴 사람은 대장의 병에 걸릴 확률이 높으므로 변의 양을 늘릴 수 있는 식사를 하여 배변 횟수를 늘리는 것이 좋다. 이상적인 것은 1일 1회의 배변이 바람직하지만 적어도 하루 걸러 한 번은 해야 한다고 생각한다.

반대로 매일 배변을 해도 배변 뒤에 변이 다 나오지 않은 느낌(잔변감)이 있거나 배의 긴장감(팽만감)이 남으면 변비의 부류에 넣어야 한다. 이런 경우에는 중대한 병에 걸려 있는 경우가 있으므로 서둘러 의사의 진찰을 받을 필요가 있다.

이 한 가지로도 변비의 정의는 어렵지만 일단 여기에서는 '스스로 만족할 수 있는 배변을 할 수 없는 상태'를 가르킨다고 생각해 두기 바란다.

변비의 종류와 구분

변비의 분류 방법에는 여러 가지가 있지만 급성과 만성으로 나누면 표와 같다.

① 일과성 단순 변비

음식물, 생활의 변화, 정신적 영향 등에 의해 일어나는 변비로, 원인이 제거되거나 습관이 되면 곧 낫는다.

예를 들면 배탈이 나서 소화되기 쉬운 것만을 먹거나 체중 감량을 위해 식사의 양을 줄이거나 하면 변의 양이 작아져 일시적으로 변비에 걸린다. 수분 섭취가 부족해도 변이 딱딱해져 변비를 일으킨다. 또한 여행을 가거나 새로 입학하거나 새로 입사하는 등 새로운 환경에 들어간 때도 정신적 영향으로 일시적으로 변기가 된다.

대부분은 고통도 없으며, (배의 긴장을 호소하는 사람도 있다) 그냥 놓아 두어도 곧 낫는다.

② 증후성 변비

병이 원인이 되어 일어나는 변비로 급성과 만성이 있다. 급성의 경우에는 격렬한 복통이나 구토를 동반하는 경우가 많을 것이다. 또 만성인 경우에는 갑자기 변비가 시작되어 그때까지의 변비가 심해져 고치기 어려워지는 특징을 볼 수 있다. 모든 경우 반드시 전문의의 검사가 필요하다.

③ 결장성 변비(이완성 변비)

대장의 긴장이 느슨해 있어 수축 이완 운동이 약하기 때문에 일어난

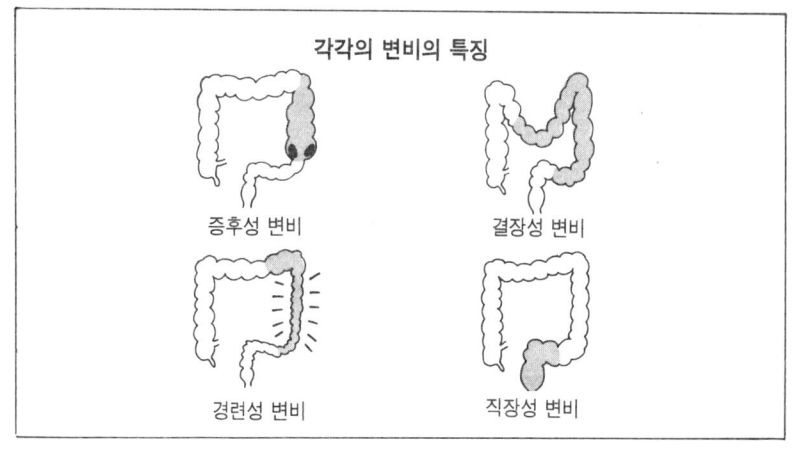

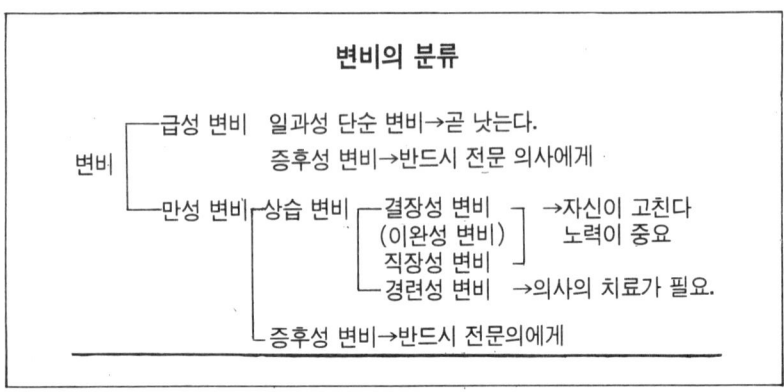

다. 허약 체질이나 무력 체질이라고 일컬어 지는 사람에게 많고, 내장하수를 동반한다. 연로하거나 병을 앓은 후일 때 등 체력이 저하된 경우에 일어난다. 정도의 차이는 있지만 소위 변비의 대부분은 이 타입이다.

증상은 그다지 없지만 오래 계속되면 배가 팽창하고 가스가 쌓여 배가 아프고 식욕이 없어지는 등의 증상을 볼 수 있다. 일반적으로 자율 신경의 작용이 나쁘기 때문에 두통, 머리가 무거운 증세, 현기증, 어깨 결림 손발의 냉증, 쉽게 피로하고 나른함 등의 증상을 동반한다. 변은 대부분 단단하고 두꺼워진다.

종종 다음의 직장성 변비와도 겹친다.

④ 직장성 변비

변이 직장에 달하면 신경이 이것을 느끼고 변의(便意)가 일어난다. 그런데 그 신경이 둔해져 있기 때문에 변의가 일어나지 않고 대장의 수축 이완도 시작되지 않아 매년 곤란스러운 것이 이 타입의 변비이다. 아침 화장실엥 그는 시간이 없어 참거나 치질 때문에 변의를 억제하고 있는 동안에 신경이 둔해지고 변의를 잘 느낄 수 없게 되는 것이다. 노인이나 전신 쇄약자에게도 잘 일어나고 관장을 반복해도 원인이 된다.

변은 딱딱하고 열항(치질)을 일으키는 일이 잦다.

⑤ 경련성 변비

직장성 변비와는 반대로 대장의 운동이 너무 강해 경련을 일으키기 때문에 배변을 방해하여 변비가 일어난다. 과민성 장증후군아라고 불리우는 병의 한 타입이다. 이 병은 사람에 따라서는 변비와 설사가 번갈아 일어나고, 반대로 만성 설사가 계속되는 타입도 있다. 정신적 스트레스가 중요한 원인이라고 생각된다.

식후에 하복부가 아픈 것이 특징으로 동시에 변의도 일어나지만 토끼똥 같은 변 또는 가는 변이 소량 밖에 나오지 않는다.

경후성 변비와 경련성 변비의 경우도 반드시 의사의 진단을 받아야 한다. 결장성 변비와 직장성 변비는 스스로 고치려는 노력이 중요하지만 한 번은 의사를 찾아가 숨겨진 병이 없는가 하는 것을 확인해 두어야 할 것이다.

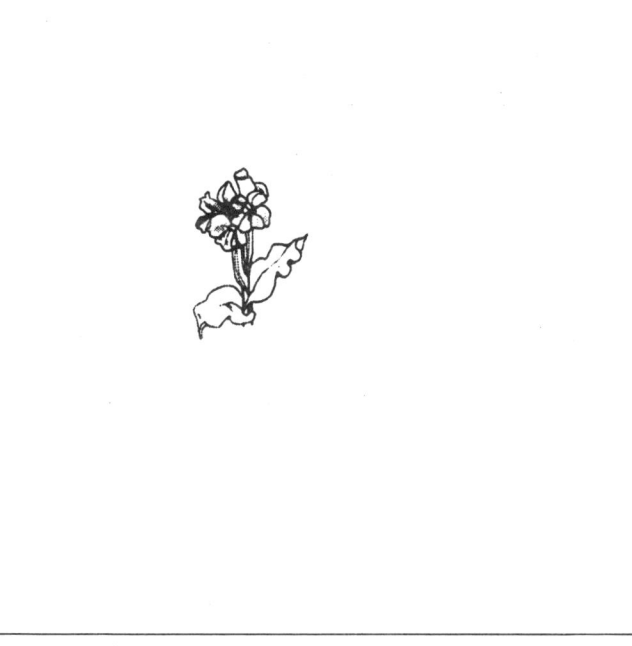

② 이것만은 알아두자

위험한 변비인가
어떤가를 알아보는 법

진단이 필요한가 어떤가는 이것으로 구분한다

'겨우 변비 정도'라고 변비를 가볍게 보는 사람이 적지 않다. 그러나 그 그늘에 다른 병이 숨어 있는 경우가 있다. 증후성 변비 또는 기질성 변비라는 것이 그것이다. 비록 걱정할 것 없는 변비라도 일부는 전문의의 진료를 받아야 할 것이다.

만일 다음과 같은 항목에 해당한다면 요주의이므로 곧 전문적인 검사를 받자.

① 어렸을 때부터 변비가 계속되고 있다.
② 이제까지 변비였던 적이 없었는데 갑자기 변비가 되었다.
③ 본래 변비였지만 최근 특히 심해졌다.
④ 심한 변비로, 여러가지로 애를 써 봐도 잘 낫지 않는다.
⑤ 변에 피나 혈액이 섞여 있다.
⑥ 변의 모양이 고르지 않다.
⑦ 강한 복통이나 구토를 동반한다.

변비를 일으키는 병은 이렇게 많다.

변비의 원인이 되는 주요 병은 이하와 같다.

선천성 거대결장증 (巨大結腸症)

태어나면서부터 장에 이상이 있어서 생기는 병으로, 어렸을 때부터 변비가 계속된다.

노인성 거대 결장증(특발성 거대 결장증)

노인에게서 볼 수 있는 병으로, S상 결장이 길고 변비를 계속하는 동안에 더더욱 길고 두꺼워져 거기에 변이 쌓이게 된 것이다. 매우 딱딱한 변이 계속된다.

대장암, 대장 포리프

대장에 암이 생기거나 포리프라고 불리우는 혹 내지는 응어리 같은 돌기가 생기기 때문에 변의 통과가 방해를 받는다.

또 피나 점액이 묻어 나기도 하고 변의 모양이 찌그러져 있거나 할 때는 특히 요주의해야 한다.

변비는 연령의 탓도 있다고 생각하고 그다지 신경을 쓰지 않고 있던 노인이 실은 대장암이 원인이 되어 쓰러지는 예가 종종 있다. 포리프가 대장을 자극하여 변비와 설사를 반복시키고 있는 경우도 있다.

대장게실(大腸憩室)

대장의 벽에 자루와 같은 오목한 부분이 생기는 병으로 염증을 반복하고 있는 동안에 그 자극으로 장관이 좁아지고 변비가 되는 경우가 있다.

크론병

대장이나 소장에 궤양이 많이 발생하는 원인 불명의 난치병으로, 장관이 좁아지기도 하고 복통, 복부 팽만, 변비를 일으킨다. 변에 피나 점액이 섞여 나오는 경우도 있다.

장폐색(腸閉塞)

장이 도중에서 막혀버리는 병으로 심한 복통이나 구토, 복부 팽만을 일으킨다.

장관유착(腸管癒着)

장이나 복막에 염증을 일으키기도 하고, 맹장염(충수염)이나 부인병의 수술을 받은 뒤 대장에 유착이 일어나면 변의 통과가 장해를 받아

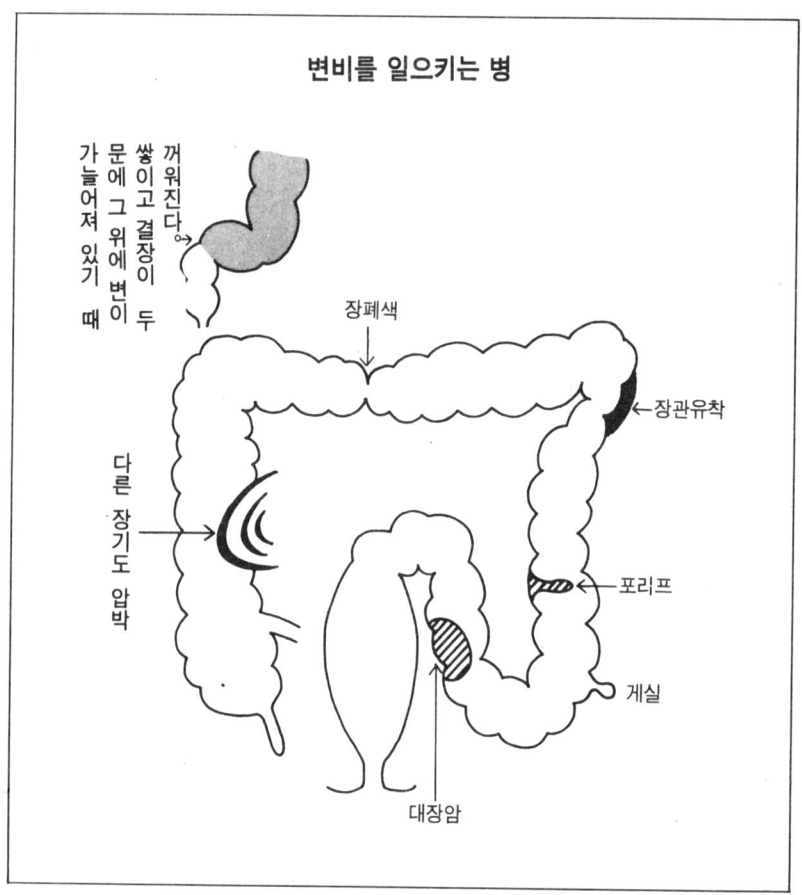

변비가 되는 경우가 있다.

20대 정도 젊은 여성의 장관 유착인 경우, 심신병이 원인이 되는 경우가 적지 않다. 정신적인 원인이 있어서 배가 아픈데 그것을 맹장염이나 부인병이라고 판단하여 수술을 받는 것이다. 이 경우는 원인이 제거되지 않아 또 복통을 일으키기도 하고 변비를 반복하게 된다. 심신증의 전문의 치료가 요망된다.

부인병

자궁근종이나 난소낭종이 커져서, 장관을 압박하고 변비를 가져오는 경우가 있다. 여성의 경우에는 부인과의 병을 의심해 보는 것도 중요하다.

자궁 내막증이라고 해서 본래 자궁 안쪽에 있어야 할 내막이 자궁 밖으로 나와버리는 병이 있다. 생리 때마다 밖에 있는 막도 출혈을 일으키고 심한 생리통을 일으킨다. 장관에 자궁 내막이 나온 여성이 있었는데 출혈을 반복하는 동안에 유착이 일어나 변비에 걸리게 되었다.

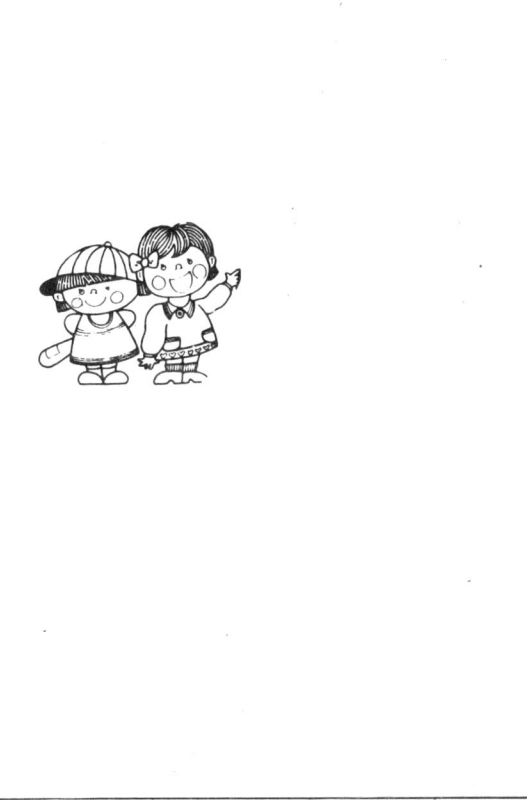

③ 이것만은 알아두자

변비는 당신의 몸에 이러한 해를 끼친다

변비에 동반되어 일어나는 불쾌한 증상

변비의 해는 크게 2가지로 대별할 수 있다. 하나는 변비에 동반되어 일어나기 쉬운 여러가지 불쾌한 증상이나 병이고, 또 한가지는 언제나 변비를 반복하고 있는 동안에 그것이 원인이 되어 발생하는 병이다.

그 중에는 무서운 암도 포함되어 있다.

①복통, 방귀

변비 그 자체 (경련성 변비는 제외하고) 로 복통을 일으키는 경우는 그다지 없다. 변비가 계속되어 복통을 일으키는 것은 대부분이 장내에 쌓인 가스가 원인이다.

가스가 생기는 경로는 다음의 2가지가 있다. 하나는 식사나 이야기를 할 때 마시는 공기와 음식물에 포함돼 있는 공기 등이 입으로 들어가는 것이고, 또 하나는 장내세균 작용으로 생기는 인도르, 암모니아, 아민 등의 가스이다. 모든 경우, 변비로 인해 변의 출구가 막히면 가스가 오갈 곳이 없어 복통을 일으킨다.

또 변비에 걸리면 균 등이 증가하여 부패 발효를 일으켜 가스가 많이 발생한다. 이런 종류의 가스는 악취도 심하다.

②두통, 어깨 결림

변비 환자들을 보면 두통, 어깨 결림을 호소하는 사람을 많이 볼 수 있다. 또 '식욕이 부진하다', '혀가 깔깔하다', '입냄새가 난다', '현기증이 난다', '불면증이 있고, 쉽게 피곤하다' 등의 증상도 자주 듣게 된다.

변비와 이들 증상과의 인과 관계는 분명치 않지만 나쁜 균에 의해 생기는 아민류에는 자율 신경에 대한 독성이 있고, 그 때문에 자율 신경의 작용이 흐트러져 이런 자율 신경 실조증의 증상이 생기는 것은 아닐까 하고 생각된다.

③기미, 피부 거침, 여드름, 주근깨

자율 신경의 작용이 저하되기 때문에 피부의 혈행이 나빠지고 여드름이나 피부 거칠음이 생기는 경우가 있다. 또 변비에 걸리면 장내 세균이 소장에까지 상승하는 경우가 있고, 그 결과 소장의 영양을 취하는 작용이 저하되어 피부의 건강을 방해하는 수도 있다.

④두드러기, 천식

변비에 걸리면 두드러기나 천식 등의 알레르기성 병이 일어나기 쉬워진다. 알레르기성 병은 자율 신경의 작용과 깊은 관계가 있고 이것도 장내에 생기는 아민류가 나쁘다는 것을 생각하게 한다. 알레르기를 일으키는 하수인(下手人)인 히스타민이라는 물질도 아민의 일종이고 그 어떤 관계가 있음이 의심스러워진다.

⑤담석증

담석증의 발작은 변비에 걸리면 일어나기 쉽다고 일컬어지고 있다. 분명히 담석증 환자에게는 변비인 사람이 많아 이 둘 사이에는 어떤 관계가 있다고 생각되지만, 그 이유에 대해서는 알려져 있지 않다.

변비가 원인이 되어 일어나는 여러 가지 병

한편 변비를 반복하고 있는 동안에 생기게 되는 병도 상당히 많다.

①대장암, 대장 포리프

변 안에는 본래 음식에 포함되어 있던 것 뿐만 아니라 소화관 안에서 새로이 생긴 유해 물질도 여러가지로 혼재(混在)하고 있다.

개중에는 암을 유발시키는 물질도 있는데 변이 오랫동안 쌓여 있어 그 작용도 장시간에 걸쳐 암을 발생시키기도 한다.
　변의 통과 시간이 짧은 아프리카 원주민들에게는 대장암이 극히 드물고, 변의 통과 시간이 긴 구미인에게 많다는 것으로도 알 수 있다.

②유방암

　미국의 캘리포니아 대학에서 1481명의 부인을 대상으로 한 유방암 검사 결과, 유방암으로 이행되기 쉬운 이상 세포를 갖고 있는 사람들 중에서 하루에 1회 변의가 있는 사람의 경우는 20인에 1명이었는데 비해 주 2회 이하의 변의가 있는 사람들은 4인 중 1명에 이르렀다는 보고가 나와 있다. 어째서 변비증인 사람이 유방암에 걸리기 쉬운가? 그 이유에 대해서는 분명하게 밝혀져 있지 않다.

③대장 게실

　대장의 벽이 오목하여 작은 자루 모양의 것이 생기는 병이다. 안에 변 등이 쌓여 염증을 일으키거나 한다. 변비의 탓으로 변이나 가스의 압력이 장벽에 가해지는 것이 주된 원인이 아닐까 하고 생각되고 있다.

④치 질

　가장 일반적인 치질 병인 치핵은 항문 가까이 있는 정맥이 울혈되는 것에 의해 일어난다. 변비 때문에 강하게 배에 힘을 주면 항문 주변의 울혈이 강해지고 치핵을 일으켜 증상을 악화시킨다.
　또 변비에 걸려 딱딱하고 굵은 변을 무리하게 배출시키려 하면 항문 가장 자리를 잘라 열항(裂肛)의 원인이 되기도 한다.
　열항을 일으키면 통증 때문에 배변을 참게 되고 그 결과 더더욱 변비가 되는 악순환에 빠진다.

⑤고혈압

　변비는 고혈압의 원인이 되고 변비를 치료하는 것만으로도 혈압이 내려간다는 이야기를 들은 적이 있다. 변비 때문에 균이 부패 발효를 일으켜 아민류를 만들어 내고, 그것이 자율 신경의 움직임을 흐트려 놓는 것이 아닌가 하고 생각되는데 분명한 것은 모른다.

장수촌의 노인의 변을 조사하면 비피즈스균 등의 좋은 장내 세균이 많고 나쁜 균은 적다. 동맥경화를 예방하고 뇌졸증이나 심근경색을 미연에 방지하여 장수하기 위해서는 좋은 균을 늘리는 것이 중요하다. 그를 위해서도 변비를 치료하고 평소부터 변통(便通)을 정비해 두도록 하자.

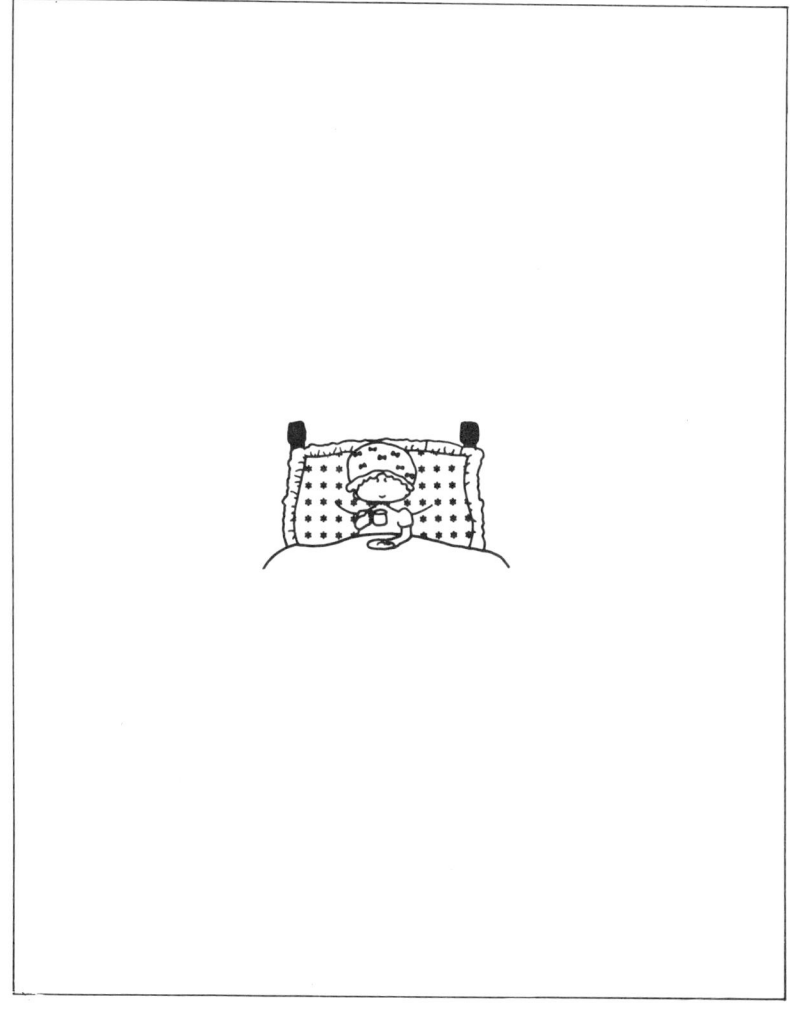

④ 이것만은 알아두자

변의를 일으키는 약간의 요령

아침 식사 후 화장실에 가는 습관을 잊지 않는다

　인간의 생활에는 리듬이 필요하다. 매일 아침, 아침 식사 후에 변의가 일어나기 쉬운 것은 몸이 가지고 있는 하나의 리듬이다. 변비가 되는 것도 그 리듬을 깨기 때문인 것이다.

　'시간이 없기 때문에'라고 아침 식사를 거르는 사람이 적지 않다. '만들면 성가시니까' '미용을 위해'등의 이유로 먹지 않는 사람이 많은 것 같다. 그러나 음식을 먹지 않으면 앞에서 설명한 '위·대장 반사'가 일어나지 않고 대장은 운동을 할 수가 없다.

　또 아침 식사를 하고 아침 식사 후에 변의가 일어나도 화장실이 붐벼 그만 참아 버리는 경우도 있다.

　그 가장 큰 희생자는 가정의 부인이다. 통근, 통학 준비로 바쁜 가족을 위해 자신의 차례는 자꾸 뒤로 간다.

　그러면 어떻게 되는가? 변의를 느끼면 그 신호가 결장에도 보내져 운동이 한층 심해지는 장치(직장·결장 반사)로 되어 있는데 모처럼의 변의가 참고 있는 동안에 직장·결장 반사가 사라져 버려 변의까지도 없어지게 되어 버린다.

　몇번이나 이것이 반복되면 신경의 작용이 둔해져 변의를 느끼지 않게 되고 더 나아가서는 직장·결장 반사도, 위·대장 반사도 일어나기

① 변비에 효과가 있는 민간약
알로에

알로에는 이미 기원전부터 하제로써 이용되고 있었는데 알로에의 주성분은 잎의 다육질에 포함되어 있는 알로에 에모진과 알로인으로, 사용법은 잎을 짜거나 믹서 등으로 액을 내어 먹는다.

변비약으로써 사용할 때는 티스푼 1~2개에서 시작, 자신에게 맞는 양을 찾는다.

알로에는 하제 및 고미 건위제로써 이용되고, 외용으로써 화상, 절상, 피부병 등에도 이용된다.

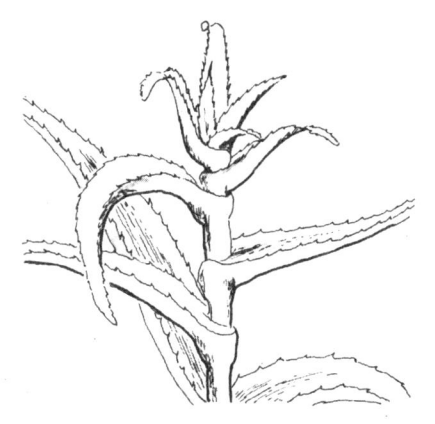

어렵게 된다.

이런 일이 없도록 매일 아침 반드시 아침 식사를 하고, 변의를 느꼈으면 곧 화장실에 가도록 하자. 만일 운 나쁘게 화장실이 붐비는 그 때는 참고, 그 뒤에 변의가 사라지더라도 화장실에 들어가 배변하도록 노력한다.

매일 이것을 반복하면 다소 타이밍이 어긋나도 변의를 일으키게 되고 매일 아침 배변하는 것이 습관화 될 것이다.

변의를 일으키는 음식물의 연구

그리고 이런 연구를 하기 바란다.

①일어나자 마자 찬물

아침에 일어나자 마자 찬 물을 컵으로 2~3잔 단숨에 마시면 변비 해소에 도움이 된다고 한다. 찬 물이 위에 들어가면 위·대장 반사가 일어나고 대장의 운동이 시작되기 때문이다. 게다가 변비에 걸리면 수분이 흡수되어 버리기 때문에 변이 딱딱해져 있으므로 부족되어 있는 수분을 보충한다는 의미에서도 중요하다.

②찬 우유를 마신다.

아침 공복시에 마시면 찬 물과 마찬가지로 위·대장 반사를 일으키는 효과가 있다. 또 우유에 포함되어 있는 유당이 대장을 자극하여 운동을 일으키는 작용도 기대할 수 있다.

아기일 때나 어릴 때는 배 안에 유당 분해 효소를 갖고 있다. 그러나 성장함에 따라 이 효소가 적어지게 된다. 그 때문에 성인이 우유를 마시면 유당이 완전하게 분해되지 않고 대장에 달해 장관을 자극하여 변의를 일으키도록 하는 것이다.

③탄산 음료

탄산수·사이다·콜라·맥주 등의 탄산 음료는 수분 보급이나 찬 자극을 주는 효과 뿐만 아니라 탄산 가스가 위를 자극하여 대장 운동을 일으키는 힘도 갖고 있다.

단, 가스로 배가 불러 있을 때는 오히려 괴로워지므로 요주의한다. 또 사이다나 콜라 등에는 설탕이 많이 함유되어 있으므로 함부로 마시면 뚱뚱해지게 된다. 맥주는 그럴 염려는 없지만 그렇다고 해서 아침

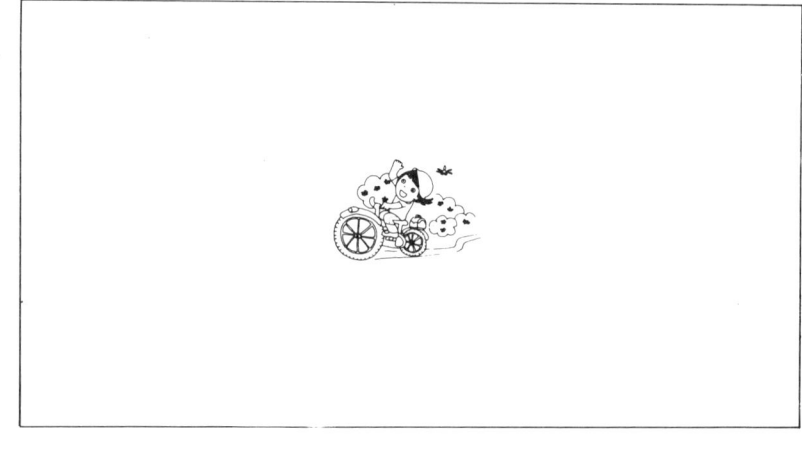

부터 마실 수는 없다. 게다가 알콜에는 이뇨 작용이 있으므로 수분을 뇨로 내보내 버려 변을 딱딱하게 만들 염려도 있다.

④담배

담배를 피우면 변의를 일으킨다는 것은 담배를 피워 본 사람이라면 누구나 경험한 적이 있을 것이다. 담배에는 소화기의 작용을 촉진시키는 작용이 있다는 것이 알려져 있고, 변의를 일으키는 효과 또한 분명히 있다.

그러나 담배의 해(害)는 암, 동맥경화, 폐의 질환 등 다방면에 미치고 있으므로 변비 개선을 위해서라고 해도 권할 수는 없다.

마사지·지압·체조를 시험해 보자

마사지·지압·체조도 변의를 일으키는데 효과가 있다. 이 책의 앞부분에서 소개한 방법을 여러가지를 시험해 보기 바란다.

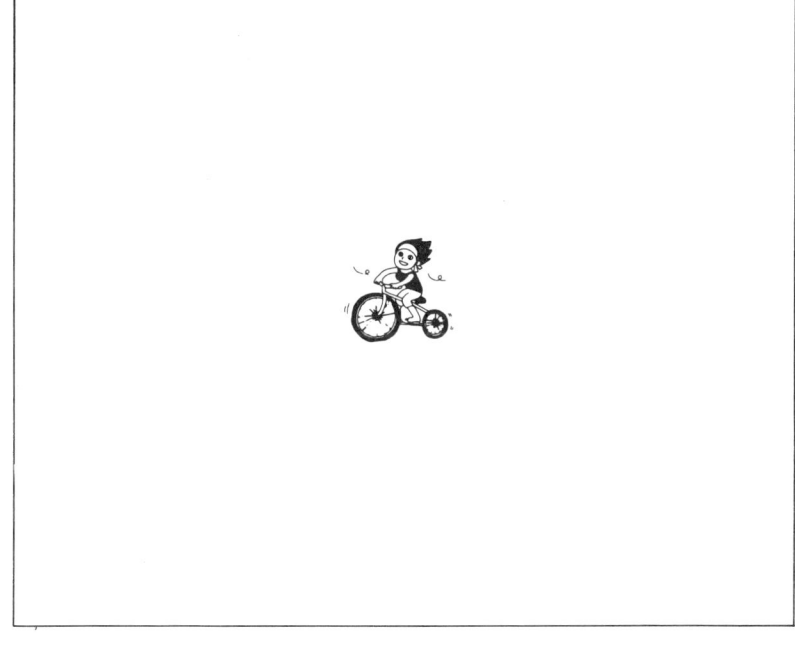

⑤ 이것만은 알아두자

식물섬유를 충분히 섭취하는 것만으로도 고치는 경우가 많다

변의 양을 늘리고 장의 운동도 높인다

　변비인 사람이 식사를 하는데 있어서 가장 주의해야 할 것은 식물섬유가 많은 식품을 충분히 섭취하는 것이다. 식물 섬유라는 것은 식품에 함유되어 있는 소화 흡수되지 않는 성분으로, 바꾸어 말하자면 변의 재료가 되는 성분이다.

　대장의 운동이 약하여 변비에 걸린 사람이 섬유가 많은 식품을 먹으면 변이 많이 쌓여 오히려 나쁘지 않을까 라고 생각할른지 모르지만 그 반대이다. 변의 양이 늘어나는 것에 의해 대장에 자극을 가하므로 대장의 운동이 활발해지고 변을 보내는 운동이 강해진다. 또 직장에 변이 온 것을 느끼게 하는 신경이 둔해져 있는 사람에게 있어서도 변의 양이 늘면 그만큼 느끼기 쉬워져 변의를 쉽게 느끼게 되고 대장의 운동도 활발해진다.

　다음의 그림을 보면 알 수 있듯이 변의 양이 적은 구미인은 변의 통과 시간이 긴 경향이 있다. 이에 비해 아프리카의 시골 사람들은 변의 재료가 되는 식물 섬유를 많이 섭취하기 때문에 변의 양이 많고 변의 통과 시간도 짧아 변비가 잘 되지 않는다.

우리의 경우는 변의 양이 100~170g, 변의 통과 시간은 구미인과 아프리카인 중간 정도인데 점차로 구미인에게 가까워지는 경향이 있으므로 주의해야 한다.

샐러드보다 삶아서 먹자

식물 섬유의 또 한가지 작용은 수분을 흡수하여 변을 알맞고 부드럽게 유지한다는 것이다. 그 때문에 통과가 스무드해진다.

또 식물 섬유에는 비피즈스균 등 장내 세균 안의 좋은 균만을 늘리는 작용이 있다. 비피즈스균은 당분을 분해하여 위산 등의 유기산을 산출하는데, 유기산은 장을 자극하여 운동을 촉진시키고 변통을 좋게 하는 작용이 있는 것이다.

식물 섬유는 야채·해조류·버섯·과일·감자류·콩류·정백되지 않은 곡물 등에 많이 함유되어 있다. 그중에서도 야채·해조류·버섯은 칼로리가 거의 없으므로 살찐 사람도 안심하고 먹을 수 있다. 그리고 몸을 움직이는데 중요한 비타민이나 미네랄도 풍부하다.

또 푸른 채소는 샐러드 등 날 것으로 먹는 것보다 삶거나 데치는 편이 많이 먹을 수 있고 식물 섬유도 많이 얻을 수 있다. 예를 들어 레타스를 샐러드로 만들어도 겨우 50g 정도이지만 시금치를 데치면 100g 정도만 해도 작은 접시 하나로 3명 정도가 먹어 치울 수 있다.

영양적인 견지에서 하루에 섭취하는 야채의 양은 300~400g 정도가 적당하다고 한다. '그렇게나 많이 먹는가'라고 머리를 갸우뚱할지도 모르지만 요리를 하면 의외로 많이 먹을 수 있는 것이다. 그리고 야채는 불에 대면 비타민류가 없어진다고 하지만, 비타민 함유량은 줄어도 양을 많이 먹을 수 있으므로 절대량은 그다지 다름이 없다.

과일도 우수한 변비 치료 식품

옛날부터 과일도 변비에 좋은 식품이라고 일컬어져 왔다. 그 이유를 정리하면 다음 4가지 점을 들 수 있다.

①식물 섬유를 많이 함유하고 있어서 변의 양을 늘리고 부드러움을 유지한다.

②수분이 많아 물 보급에 도움이 된다.

③과일에 풍부한 구연산·사과산 등의 유기산에는 장을 자극하여 운동을 일으키는 작용이 있다. 덧붙여 '산'(酸)이라는 것은 식초산·구연산·사과산 등의 유기산으로 구성되어 있으므로 변비인 사람이 요리에 많이 사용하면 좋을 것이다.

④과일의 단맛은 대부분이 과당이다. 과당 등의 당분은 대장에 자극을 주어 변통을 좋게 한다. 또 수분을 빨아들이는 작용이 있고 변을 부드럽게 한다고도 일컬어지고 있다.

현재 아기의 변비 치료에는 종종 설탕이 쓰이고 있을 정도이다. 그러나 과일이 변비에 좋다고 해서 너무 많이 먹지는 않도록 하자.

과일 중에서도 특히 사과는 변비에도 좋고 설사에도 효과가 있다고

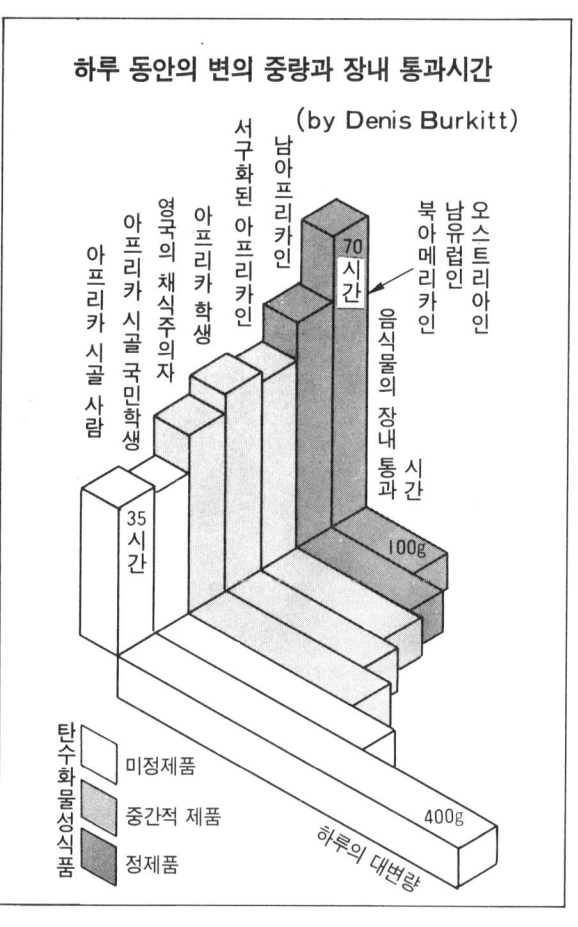

한다. 사과에는 식물섬유의 일종인 페쿠친이라고 하는 팽화제(膨化劑)가 함유되어 있고, 변비의 경우는 변을 부드럽게 하는 한편 설사 때는 수분을 흡수하여 변을 딱딱하게 하는 작용도 있기 때문이다.

⑥ 이것만은 알아두자

변비를 치료하는 비타민

변을 부드럽게 하는 비타민 E

비타민 E 는 '노화 방지 비타민'이라고 불리우고 있다.

동맥 경화의 진행을 억제하고 노화나 뇌졸증, 협심증, 심근경색의 예방에 효과가 있는 한편, 암 예방에도 유효하다는 연구 보고가 나와 있다. 이 외에도 여러가지 효과가 일컬어지고 있는데 의외로 알려져 있지 않은 것이 변비에 대한 효과이다.

한 의사의 연구에 의하면, 갱년기 장해 여성에게 비타민 B_2와 E 를 함께 만든 약을 준 결과 70%의 사람이 변비가 좋아졌다고 한다.

중국 중앙 병원의 와원준웅 선생도 변비 환자에게 하루에 200mg의 비타민 E를 주었더니 전원에게 효과가 있었다고 보고하고 있다.

어째서 변비에 비타민 E가 효과가 있는 것일까? 그 이유는 알려져 있지 않지만 효과가 있었다는 사람의 이야기를 들으면 변이 부드러워져 통과가 쉽다고 한다.

비타민 E에는 말초 혈관을 확장하는 작용이 있으므로 전신의 혈행이 좋아지고 특히 장으로의 혈류도 늘어나 그 작용을 높이는 것이 아닐까 하

비타민 E가 다량 포함되어 있는 식품
(100g 중 mg)

대두유	114
참깨유	28.9
콘유	25.9
대두	22.8
마아가린	10.7
장어	8.2
대구알	5.1
철성장어	3.6
가다랭이	3.2
다랑어	3.0
고등어	1.9
꽁치	1.3

고 생각하고 있다. 또 자율 신경의 작용을 조정하는 작용도 있으므로 자율 신경이 순조롭게 움직이고 장의 움직임도 좋아지는 것인 지도 모른다.

효과가 있는 판토텐산

B군의 비타민인 판토텐산에도 변비를 개선하는 작용이 있다고 한다.

판토텐산의 전구물질(前驅物質)인 판테틴제제 (체내에서 판토텐산으로 바뀐다)는 혈청 콜레스테롤을 내리는 작용과 함께 혈관 확장.작용이 있으므로 동맥 경화나 고혈압 환자에게 이용된다.

변비 환자 81명에게 1일 600mg씩 주어 81%의 효과를 보았다는 보고가 있다. 또 판테틴을 주면 변이 부드러워져 배변 간격이 좁아졌다고 하고 유효율 85%라는 보고도 있다.

판테틴에는 부교감 신경을 자극하는 작용이 있고 그 때문에 대장의 운동이 좋아진다는 설명도 있다. 또 판토텐산을 많이 함유하고 있는 식품에는 효모·맥아·고기·생선·우유·분유·콩 등이 있다.

이런 비타민에도 효과가 있다.

이 외 비타민 B_1도 변비에 효과가 있다고 한다.

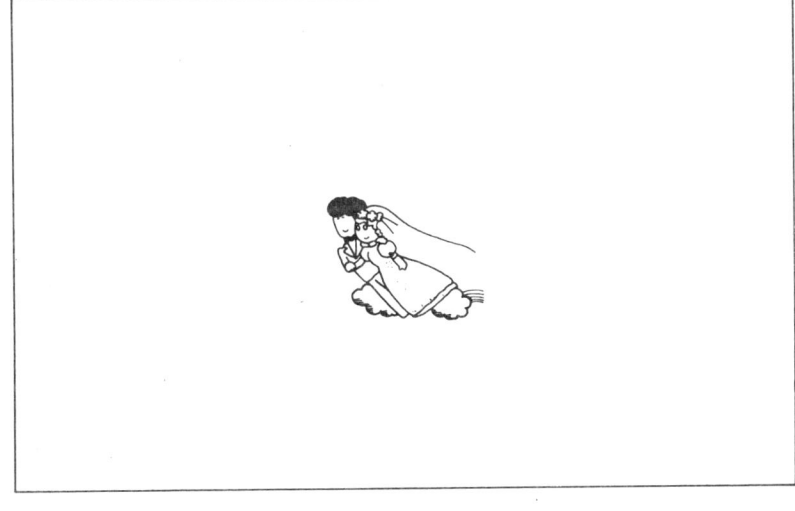

비타민 B_1은 신경이나 근육의 작용에 중요한 역할을 하고 있으므로 장의 운동과 그것을 컨트롤하는 신경에 중요한 작용을 하고 있는 것이 아닐까 생각한다.

이 외 여러가지 비타민이 몸의 순조로운 작용을 돕는 윤활유 역할을 하고 있다. 그들 중 어느 비타민이 부족해도 몸의 상태가 나빠지고 변비의 원인을 만든다.

영양 밸런스가 잡힌 식사를 하여 모든 비타민이 부족하지 않도록 유의하자.

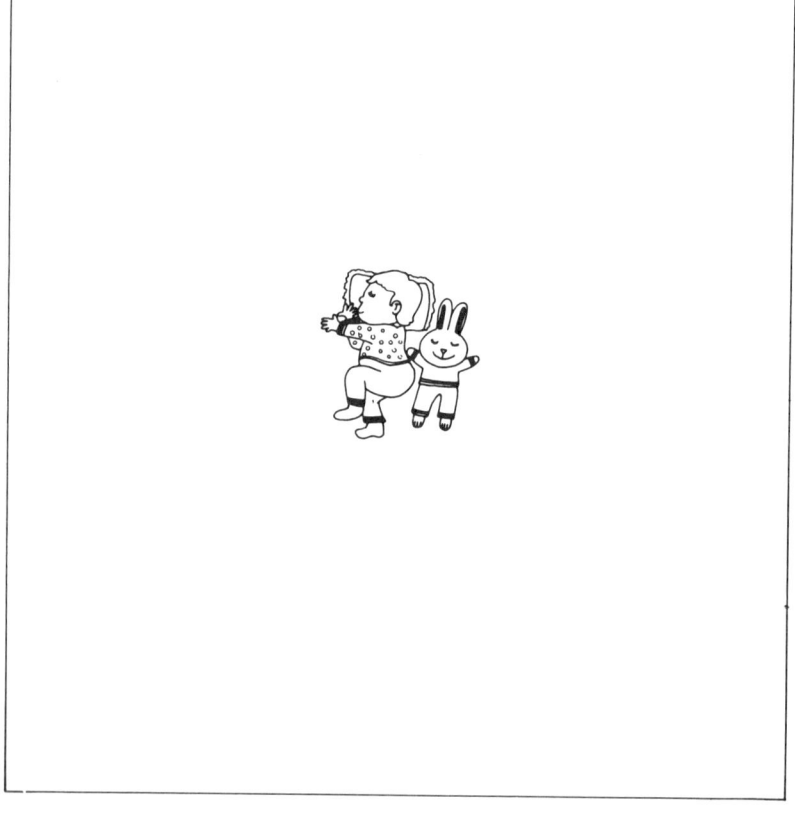

⑦ 이것만은 알아두자

변비를 조장하는 식사, 먹어서는 안될 식품

식생활을 체크해 보자

변비를 호소하고 있는 사람의 이야기를 들으면 변비에 걸리는 것이 당연하다고 생각되는 사람이 적지 않다..

그것을 개선하기 위해 우선 식생활의 바람직한 상태를 총점검해 보자.

①불규칙한 식생활

앞에서도 이야기 했듯이 아침 식사를 거르면 변의가 잘 일어나지 않게 된다. 점심·저녁 식사도 마찬가지로, 제멋대로여서는 몸의 리듬이 흐트러지고 위장의 작용도 나빠져 변비가 된다.

②먹는 양이 적다

감량중인 사람이나 본래 소식인 사람은 식사의 양이 적기 때문에 변의 양이 적고 배변도 2~3일에 1회 정도가 당연하다. 비록 감량중이라도 야채와 같이 식물 섬유가 많고 열량이 적은 것을 충분히 섭취하도록 하자.

③폭음·폭식

배탈이 나거나 숙취로 아침 식사를 거르면 식사의 리듬이 깨진다. 설사를 하여 하루 내내 식사를 하지 않으면 그것이 계기가 되어 변비로 되는 경우도 있다.

④외식 · 인스턴트 식품에 의존하는 경향이 있다

외식이나 인스턴트 식품, 냉동식품을 다용하면 아무래도 영양이 편중된다. 특히 식물 섬유가 부족하여 변비의 원인을 만든다.

식사 내용에도 문제가 있다

문제는 먹는 방법 뿐만 아니라 식사 내용에도 큰 관계가 있다.

⑤ 소화가 잘되는 것만을 즐겨 먹는다.

위장이 약하다고 해서 소화가 잘 되는 것만을 먹거나 또한 이가 나쁘다고 해서 딱딱한 것을 경원시 하면 식물 섬유가 부족되고 변비가 된다. 야채를 싫어하는 사람도 마찬가지이다.

뚱뚱한 사람에게 좋고 변비에 효과가 있는 감미료

최근 다이어트나 당뇨병의 치료를 목적으로 한 노칼로리 감미료가 여러가지 개발되어 시판되고 있다. 그중 크라츠로이스와 프라크오토리고당에 변비의 치료 효과가 있다는 것이 알려져 있다.

라크츠로이스는 갈락토스와 프랙토스(과당)이라는 2종류의 단당류가 결합되어 있는 것으로 설탕과 같은 감미가 있다. 설탕은 포도당과 과당이 결합되어 있는 물질이다. 설탕 쪽은 효소의 작용으로 분해되어 흡수되지만 라크츠로이스는 분해하는 효소가 없기 때문에 소장에서 흡수되지 않고 그대로 대장으로 간다.

프라크오토리고당은 프라크토이스가 여러개 결합된 것으로 감미가 있다.

이것은 분해하는 효소가 없으므로 소장에서 흡수되지 않는다.

대장에 도달한 라크츠로이스와 프라크오토리고당은 좋은 장내 세균인 비피즈스균의 먹이가 되어 분해된다. 그 결과 유산 등의 유기산을 낳고, 그것이 장을 자극하여 운동이 활발해져 배변을 돕는 것이다. 유기산이 늘어나면 장내는 산성이 되므로 알칼리성을 좋아하는 나쁜 균의 번식이 억제되고 비피즈스균 등의 좋은 균이 늘어나 장이 순조롭게 운동한다.

실제로 변비 환자에게 주고 효과를 검사했더니 라크츠로이스는 약 70%, 프라크오토리고당은 70~74% 거의 비슷한 유효율을 나타냈다. 노칼로리의 감미료가 변비 치료에도 도움이 되므로 비만 경향이 있는 사람의 변비는 일석이조의 효과를 기대할 수 있다.

장을 건강하게 하는 특선 간식

후루츠 요구르트 요구르트는 장에 비피즈스균을 보내 장의 작용을 돕는다.
후르츠의 섬유와 신맛이 장에 자극을 준다.

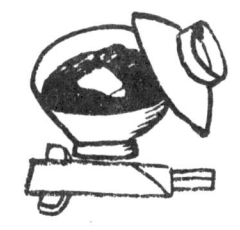

팥죽 팥을 먹으면 섬유를 듬뿍 취할 수 있다. 게다가 수분도 보급할 수 있으므로 추운 겨울에는 더욱 좋다.
단 감미료는 삼가할 것.

간식으로 먹는 과자 중에 케잌, 쿠키, 사탕 등은 식물 섬유가 적어 변비인 사람에게는 권할 것이 못된다.
변비 치료에 도움이 되는 간식을 몇가지 소개하겠다.

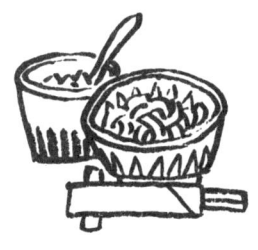

한천·우무 한천이나 우무의 성분은 거의 섬유와 물. 변비인 사람에게 권장할 식품이다.

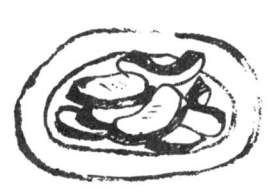

말린감자 섬유도 많고 이나 턱의 단련에도 좋다.

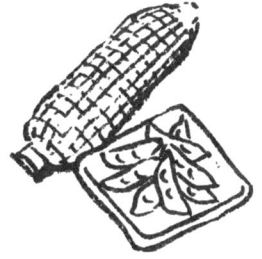

옥수수·지두 간식이라고 해서 과자 만은 아니고, 계절 식품으로 이런 것은 섬유도 영양가도 가득하다.

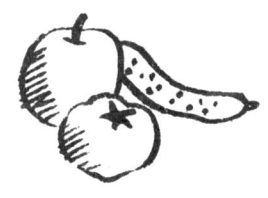

사과·토마토·오이 섬유와 수분이 듬뿍 장이 튼튼해지고, 피부를 부드럽게 만든다.

코코아 추울때는 단연 으뜸. 성분은 모두 섬유이다.
단 여기에도 감미료는 삼가.

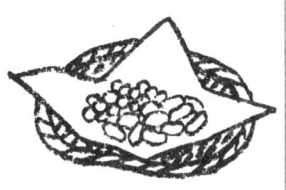

피넛츠 섬유도 영양도 풍부 잘 씹으면 이도 단련된다.

⑥영양의 편중

당분이나 염분을 지나치게 섭취하거나, 단백질이나 비타민의 부족 영양의 편중도 위장의 작용을 저하시킨다.

⑦수분 부족

땀을 흘리는 것이 싫다거나 화장실에 가기 싫다고 해서 평소에 수분을 삼가하면 수분 부족으로 변비가 되는 경우가 있다. 땀을 흘리고 싶을 때는 수분을 충분히 보급해야 한다.

⑧지방의 부족

다이어트를 하고 있는 사람은 자칫 칼로리가 높다는 이유로 지방을 경원시 하는 경우가 있다. 그러나 지방은 물리적으로 변을 매끄럽게 할 뿐만 아니라 함유되어 있는 지방산엔 장을 자극하여 운동을 촉진시키는 작용도 있으므로 완전히 경원시할 필요는 없다.

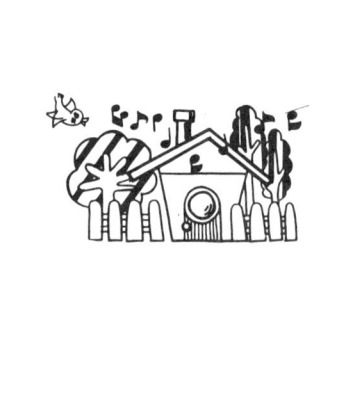

⑧ 이것만은 알아두자

시판약 중 자신에게 맞는 것을 선택하는 방법

함부로 약에 의지해서는 안된다

변비약 (하제)을 결코 안이하게 사용해서는 안된다. 결장성 변비와 직장성 변비, 거기에 일과성 단순성 변비로 고통이 심할 때만으로 한정해야 한다. 어떤 병이 있어서 일어나는 증후성 변비인 경우 함부로 약을 사용하면 병의 발견이 늦어지고 오히려 증상을 진행시켜 버리는 경우가 있다. 또 경련성 변비인 사람이 사용하면 심한 설사나 복통을 일으킨다.

변비약을 사용할 때는 반드시 변비의 원인이 무엇인가를 분명히 확인해 두어야 한다. 또 변비약을 처음 사용할 때는 가능한한 의사의 지도를 받자. 그렇게 하면 정확한 효과를 얻을 수 있어 시간과 경제적인 면에서의 낭비를 막을 수 있다.

자기 전에 먹고 아침 식사 후에 효과를 보는 것이 적량

변비약 선택 방법에 대해서는 앞에서도 서술했듯이 작용이 약한 것에서부터 시작하는 것이 원칙이다. 시판되고 있는 약(일반약)은 전반적으로 작용이 순한 것 뿐이지만 그중에서도 팽윤성(膨潤性)하제나 침윤성(浸潤性) 하제를 주제로 하는 것을 선택해야 할 것이다.

변비약은 특수한 것을 제외하고 취침 전에 복용한다. 그렇게 하면 다음날 아침 변이 부드러워지고 대장도 운동이 일어나기 쉬운 상태가 된다. 그리고 아침 식사를 한 뒤 위·대장 반사를 일으켜 배변을 보는 것이 변비약의 가장 이상적인 효과이다.

효과가 더 빨리 나타나 밤중에 일어나 화장실에 가거나 설사가 나고 배가 아프면 약이 너무 강하다는 증거이다.

반대로 아침 식사를 먹은 뒤에도 변의가 생기지 않으면 약이 너무 약하거나 양이 부족한 것이다.

일반적인 사람은 변비약을 먹는 것만으로 효과가 나지 않으면 효과가 없다고 생각하는 경향이 있다.

그러나 변비약의 경우 위·대장 반사가 일어났을 때 배변하는 것(바꾸어 말하자면 약의 작용과 위·대장 반사가 합해져 효과가 나는 것)이 최적의 효과라는 것을 명심하자.

약한 약을 소량으로 시작한다

어떤 약을 선택하여 그것을 복용했다고 하자. 처음에 1정을 먹고 만일 효과가 지나치면 그 약은 너무 강하므로 당신에게는 맞지 않는다. 1정 먹으면 효과가 있고 2정 먹으면 효과가 지나쳐 설사가 나는 약도 부적당하다. 양의 조절이 잘되지 않는 약이므로 다른 약으로 바꾸기 바란다.

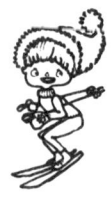

1정 먹어도 효과가 없는 경우에는 조금씩 양을 늘려간다. 적량을 알게 되면 좋지만 설명서에 지시된 최고량까지 사용해도 효과가 없는 경우가 있다. 그 경우 당신에게는 이 약이 약하므로 좀더 강한 약으로 바꾸어 볼 필요가 있다. 강한 것으로 바꾸어 또 설명서의 최고량을 복용해도 효과가 없을 때는 반드시 의사와 상담한다.

또 약한 약은 변이 나오지 않고 강한 약은 설사가 나서 양을 알 수 없을 때 드물기는 하지만 거대 결장증과 같은 특수한 변비인 경우가 있으므로 의사의 진찰을 받아야 한다.

위의 뢴트겐 검사 뒤에는 잊지 말고

위의 하제를 반드시 사용해야 하는 경우가 있다. 바륨을 먹고 위의 뢴트겐 검사를 받은 경우로 이 때에는 반드시 하제를 잊지 말고 먹는다.

내가 알고 있는 환자 중에 이런 사람이 있었다. 보통때부터 설사증이 있던 사람으로 위의 검사를 받았는데 설사가 걱정이 되어 하제를 먹지 않았다. 그런데 그 뒤 심한 변비가 되어버려 3~4일 뒤에야 겨우 변통(便通)이 되어 바륨이 딱딱하게 굳어 치질이 되었던 것이다.

또 변비로 배가 불렀다고 해서 어떤 병원에서 진찰을 받은 노인이 있었다. 위 뢴트겐 검사를 하고 '이상 없음'의 진단을 받았다고 한다. 그 뒤 더더욱 변비가 심해져 찾아왔는데 검사를 해 보니 바륨이 장 안에서 수분을 흡수하여 딱딱해져 있었다. 변비의 원래 원인은 대장암이었는데 그 전에 바륨으로 장폐쇄를 일으켜 생명이 위험했었던 사례이다.

이런 일이 없도록 검사 뒤에는 하제를 이용하여 배출하기 바란다.

환경의 변화로 오는 변비는

어떤 여자 중학생의 예이다. 그녀는 여름 방학을 이용하여 발레 합숙을 했다. 화장실이 바뀌면 변비가 되는 사람이 종종 있는데, 이 중학생도 예외는 아니어서 10일 동안 합숙 중에 한 번도 변통이 없었다. 귀

가하여 곧 배가 팽팽해지고 통증이 일어나 병원에 갔는데 그 때는 벌써 변이 딱딱해져 손가락으로 긁어내는 수밖에 없었다.

여행을 간 때 등 환경이 바뀐 후 변비가 되는 사람이 있는데, 이것을 일과성 단순 변비라고 한다. 환경에 익숙하지 않아 생기는 것인데, 원래대로 돌아오면 자연히 낫지만 그 기간이 길어지면 이 중학생처럼 심한 변비로 고생하게 된다.

일과성 단순 변비라도 수일 동안 변비가 계속되면 빨리 하제를 이용하도록 하자.

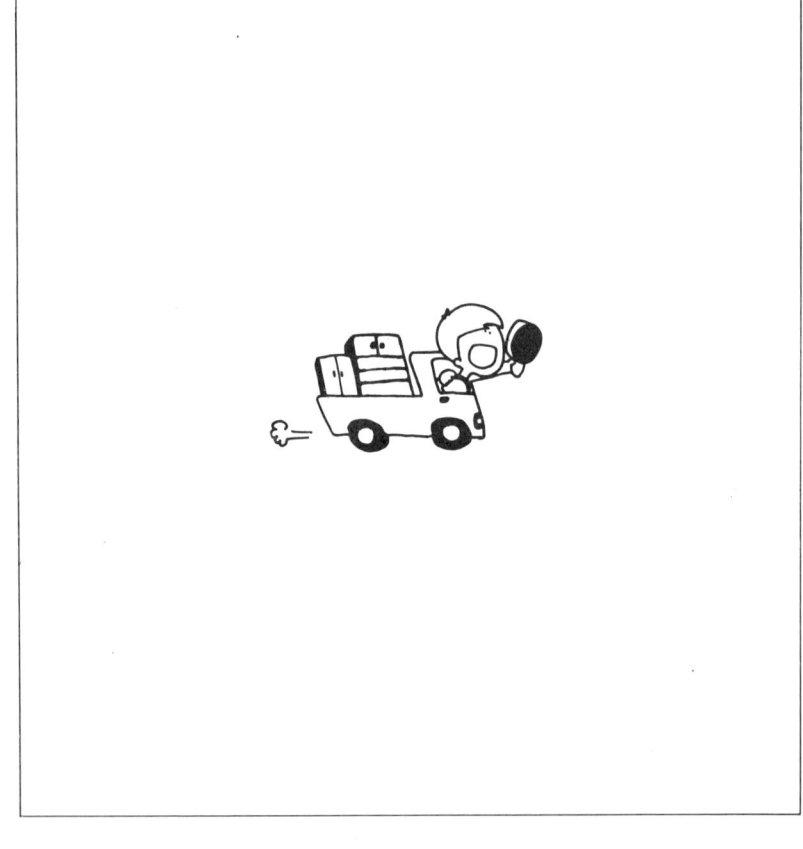

⑨ 이것만은 알아두자

효과를 한층 올리는 약 먹는 요령

변비약을 바르게 사용하기 위한 기본

우선 변비약을 사용할 때의 원칙부터 설명하겠다.

①다른 병으로 의사의 치료를 받고 있는 사람이나 그 어떤 약을 먹고 있는 사람은 반드시 의사와 상담해야 한다.

②심한 복통, 구토가 있는 사람이 복용해서는 안된다. 우선 의사의 진찰을 받아야 한다.

③임신중인 여성, 그 가능성이 있는 여성은 의사와 상담한다.

④정해진 양, 복용 방법은 반드시 지킨다. 특히 지나치게 복용하는 것은 엄금이다.

⑤의사가 처방한 약을 다른 사람에게 주거나 다른 사람으로부터 받아서는 안된다.

⑥변비약을 먹고 심한 복통을 동반하거나, 설사나 구토·발진 등이 나타나면 곧 의사와 상담한다.

⑦1주일 정도 먹어도 효과가 없을 때에는 의사나 약제사와 상담한다.

내가 진찰한 20대 여성의 변비 환자의 예를 소개하겠다. 한번 대강 검사를 하여 특별한 병은 없고 결장성 변비라는 것을 알았기 때문에 그 사람에게 하제를 처방했다. 2~3일 후 전화가 걸려왔는데 약을 먹었더니 복통을 동반한 심한 설사가 일어났다고 했다. 이상하다고 생각되어 잘 물어보니 1회에 1~2정 먹으라고 한 약을 한번에 8알이나 먹었다는 것이다.

그 환자는 그 때까지 시판되고 있던 변비약을 이것 저것 대량으로 사용하고 있었다. 그와 마찬가지로 8알이나 동시에 먹었기 때문에 심한 설사가 났던 것이다.

의사가 주는 약은 작용이 강하므로 시판되고 있는 약과 마찬가지로 생각하여 양을 늘리는 것은 매우 위험하다.

버릇이 되지 않는 좋은 사용법

변비약은 버릇이 되기 쉽다고 한다. 변비약을 함부로 계속해서 사용하면 점점 효과가 나빠지고 양이 늘어난다. 변비약 없이는 배변할 수 없게 되는 사람도 있다.

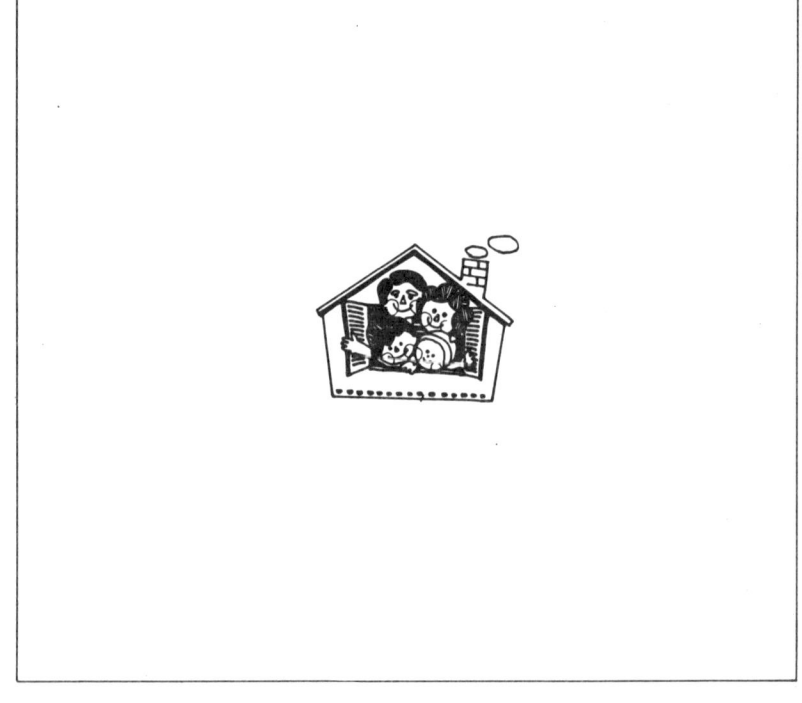

변비약을 대량으로 먹으면 대장의 운동이 심해져 설사를 일으킨다. 설사를 반복하면 대장에 염증이 생기기 때문에 변은 전부 다 배출되고 있음에도 불구하고 변이 남아 있는 느낌이 들어 변의를 느낀다. 그 때문에 또 하제를 먹어 양이 점점 늘어 버리는 케이스가 적지 않다. 하제성 결장 증후군이라고 불리우고 있는 것이 그것이다.

이런 상태가 되는 것은 대부분 신경질적인 사람들이다. 매일 배변하지 않으면 기분이 나빠 어떻게 해서든지 배변하지 않으면 안 되는 것이다.

처음에는 배변이 잘 되지 않는 날만 변비약을 먹지만 점차로 횟수가 늘어나고 양도 많아져 매일 다량으로 먹게 되는 것이다. 이런 사람들은 되도록 약에 의존하지 말고 생활이나 식사의 개선으로 배변 습관이 들도록 노력해야 한다. 정신적인 요인이 강하기 때문에 상당히 고치기 어렵고, 심신증의 전문의나 정신과 의사의 지도가 필요한 경우도 있다.

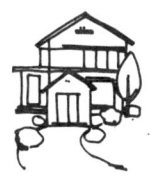

② 변비에 효과가 있는 민간약
삼백초

삼백초는 정원 한 귀퉁이 어디에서나 자라 용이하게 이용할 수 있다. 10종류의 약효가 있다고 하여 십약(十藥)이라고도 부르는데 즙은 변비에 효과가 있다. 건조시킨 삼백초 약 10g을 1ℓ의 물로 차처럼 해서 많이 마신다.

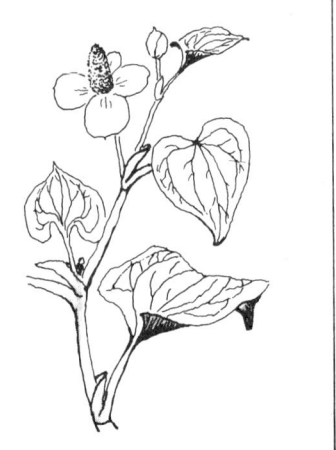

한편 배변에 무관심한 타입으로, 변비여도 신경 쓰지 않고 며칠이고 그냥 있다가 배가 팽팽해지면 변비약을 먹고 배변하는 사람들이 있다. 약에만 의지하고 있는 탓으로 역시 서서히 양이 늘어나 버린다. 이 사람들은 생활습관과 식사의 개선만 되면 배변습관이 붙고 약을 멈출 수가 있다.

즉 변비 치료의 주역을 약에게만 맡겨 버리면 버릇이 되어 약의 양이 늘어나는 것이다. 주역을 생활과 식사에 두고, 변비약은 배변 습관을 들이기 위한 보조자로 하면 버릇이 되지 않는다. 또 그렇게 되면 약의 양을 줄여 갈 수 있고 부작용도 거의 걱정 없다.

비타민 E 등과 병용하는 것이 좋다

시판되고 있는 변비약은 되도록 순, 부작용이 적은 것이 선택되고 있다. 또 최근에는 우수한 약이 개발되었다. 그러나 모두 사용하고 있는 동안에 효과가 나빠질 가능성이 있고 많든 적든 버릇이 되는 것 같다.

이것을 피하는 한가지 방법으로써 비타민E 정이나 라크시로스, 프락트오리고당 등을 변비약과 병용할 것을 권한다.

이들 약품은 변을 부드럽게 하여 통과를 돕는 작용이 있으나 다른 변비약에 비하면 효과의 점에서 떨어진다.
　그러나 변비약과 병용하면 변통을 돕는 작용이 높으므로 약의 양을 늘리고 더 나아가서는 약과 인연을 끊는데 도움이 될 것이다.
　이들 약품에는 부작용이 없을 뿐만 아니라 오히려 좋은 작용이 있는데, 예를 들어 비타민E는 동맥 경화를 방지하고 성인병 예방이나 자율 신경 실조증 개선에 효과가 있다. 라크시로스나 프라크트오리고당에는 대장에 비피즈스균을 늘리는 작용이 있고 또한 변비를 고칠 뿐 아니라 노화 방지, 성인병 예방에도 효과가 있다.

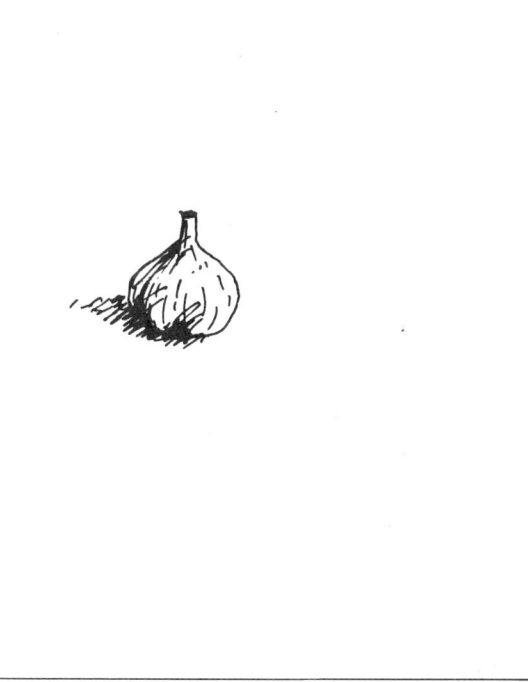

⑩ 이것만은 알아두자

한방 변비약은 이렇게 고른다

체력이 있는 사람에게는 대황(大黃)이 든 한약방

한방에서는 그 사람의 체력 정도나 나타나는 여러가지 증상에 의해 약을 나누어 선택한다. 변비에 효과가 있는 처방이라고 해도 반드시 하제가 포함되어 있는 것이 아니라 몸의 움직임을 높이는 것에 의해 변비를 개선하는 처방도 있다.

자신에게 적합한 약을 이용하면 한방약은 아주 잘 듣는다. 일반적으로 말해 한방약은 체질 개선을 주안으로 하기 때문에 한동안 계속하고 있는 동안에 서서히 효과가 나타난다.

한방약은 본래 가루로 복용하지만 최근에는 엑기스가 시판되고 있으므로 그것을 이용하는 것도 좋을 것이다.

우선 체력이 있는 사람의 한방약부터 소개하겠다. 이 타입의 사람은 하제의 대황이 든 약을 사용하면 상당히 즉효성이 있다.

①대시호탕(大柴胡湯)

몸이 튼튼한 사람, 탄탄하고 살집이 있는 사람에게 사용한다. 이 타입의 사람은 어깨가 결리기 쉽고 아침에 일어나면 입안에 점막이 끼고 쓰다. 또 배(특히 급소 주위)가 불룩하고 그 곳을 누르면 기분이 나쁘기도 하고 아프기도 하다. 좌우 늑골 아래를 안쪽을 향해 손가락으로 눌러 올리면 불쾌감이나 압통이 있는 것도 특징이다. 이런 증상이 있는 사람은 이 처방이 적합하다.
　② 도핵승기탕(桃核承氣湯)
　역시 탄탄한 타입으로 안색이 검붉고 홍분 기미가 있는 사람에게 이용한다. 여성에게선 종종 생리 불순을 볼 수 있다. 손발이 차고 여름에도 양말을 신지 않고서는 견딜 수 없는 사람에게 적합하다.
　③삼황사심탕(三黃瀉心湯)
　체력은 있지만 안색이 붉고 홍분 기미가 강한 타입의 사람에게 적합하다. 명치가 아프고 초조하여 잘 잘 수 없음을 호소하는 사람들에게 적합하다. 고혈압에도 사용하는 처방이다.

체력이 중 정도인 사람에게 효과가 있는 4가지 처방
　체력이 중간 정도인 사람들에게 효과가 있는 것은 다음 4가지 처방이다.
　①대황감초탕(大黃甘草湯)
　체력이 있는 사람에서부터 중간 정도에 비해 떨어지는 사람들에게까지 폭넓게 사용할 수 있다. 환약(丸藥)으로 한 것은 '대감환(大甘丸)'으로써 시판되고 있고, 한방 변비약이라고 일컬어지는 시판약은 대개 이 처방에 기본을 두고 있다.
　②계지가작약대황탕(桂枝加芍藥大黃湯)
　체력이 중간 정도에서 이하인 사람으로 배가 팽팽하여 괴롭고 때때로 아픈 경우에 적당하다.
　③윤장탕(潤腸湯)
　체력이 중간 정도이거나 그 이하인 사람에게 쓰이는 처방이다. 문자 그대로 장을 윤활하게 하는 작용이 있고 수분이 적은 딱딱한 변이 나오는 타입에게 적당하다. 피부가 거친 경향이 있고 배에 힘이 없고 고혈압이나 동맥 경화를 동반하는 것이 이 타입의 특징이다. 노인의 상습 변비에도 가장 많이 쓰이는 처방이다.

④마자인환(麻子仁丸)

마(麻)의 열매를 주제(主劑)로 한 약으로, 윤장탕과 함께 장을 윤택하게 하는 작용이 있다. 체력이 중간 정도나 그 이하인 사람으로 피부가 건조하고 체력도 약하고 딱딱한 변이 나오는 타입에 적합하다. 병을 앓고 난 노인의 변비에 쓰이고 기분 좋게 변통을 돕는다.

체력이 약한 사람은 하제가 들지 않은 처방이 좋다

체력이 약하기 때문에 변비가 되는 사람에게 대황(안트라키논계 하제)이 든 약을 주면 설사를 일으키고 오히려 상태가 나빠진다. 그러므로 배를 따뜻하게 하고 위장의 작용을 높이는 약 (한국 인삼 등) 이 든 처방을 사용한다. 장의 작용이 순조로워지고 통과도 좋아진다.

①소건중탕(小建中湯)

체력이 약하고 손발과 배도 차다. 복통을 일으키기 쉽고 음식도 까다로운 타입의 사람에게 사용한다. 식욕을 일으키고 체력을 좋아지게 하는 약이므로 피로하기 쉽고 차지기 쉬운 증상도 좋아진다.

②가미소요산(加味逍遙散)

체력이 중간 정도 이하인 여성의 변비에 사용된다. 등이 뜨거운가 싶으면 갑자기 오싹오싹 한기가 느껴지기도 하고 얼굴이 달아 오르기

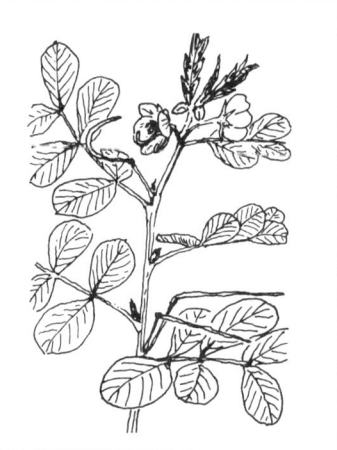

③ 변비에 효과가 있는 민간약 허브 줄기

결명자의 씨를 잘 건조시켜 향이 좋은 붉은 약이 시판되고 있다.

결명자(시판되고 있는 허브라도 좋다) 20~30g을 0.7 l 의 물로 0.5 l 까지 조려 이것을 1일 2~3회로 나누어 마시자. 양질의 꿀을 가하면 보다 효과적이다.

도 하는 불쾌한 증상이 반복되어 나타나는 사람에게 적합하다.

어깨 결림, 피로해지기 쉬움, 찬 증상, 현기증 등 자율 신경 실조증상을 동반하는 경우에도 효과가 있다.

③팔미환(八味丸)

노화 방지의 명약이라고 일컬어지듯이 노인의 변비에 적합하다. 허리 아래에 힘이 없고 무릎이 흔들려 넘어지기 쉽고 밤중에도 종종 화장실에 간다거나, 목이 쉽게 마르는 등의 증상을 동반하는 사람의 변비에 효과가 있고 그 증상들도 함께 개선된다.

모든 한방약을 사용할 때는 한방을 연구하는 의사나 한방에 대해 잘 아는 약제사와 상담하도록 하자.

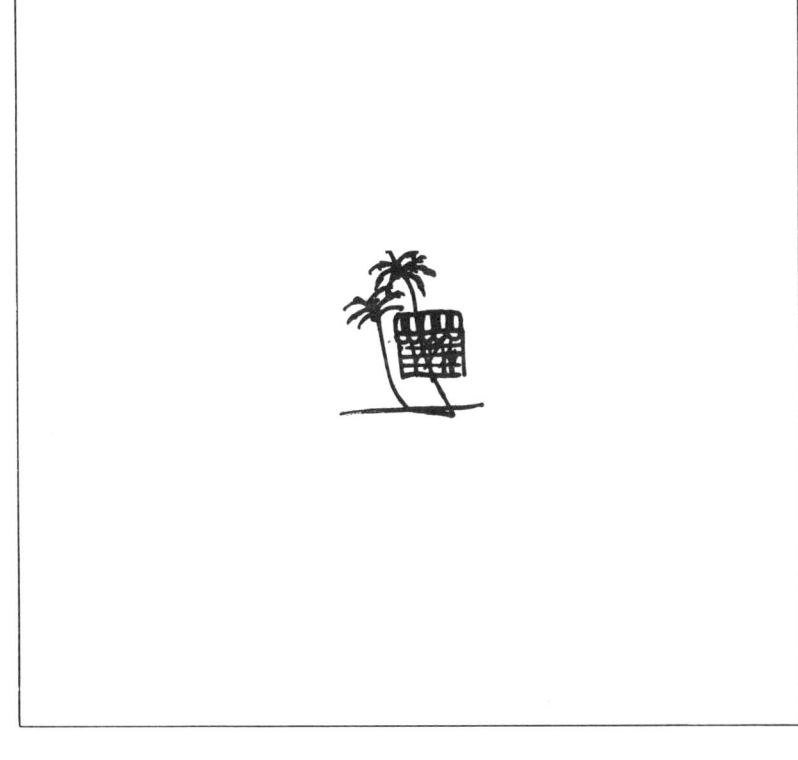

⑪ 이것만은 알아두자

임신 중의 변비는 여기에 주의한다

남성보다 여성에게 변비가 많은 이유

우리 병원에서는 '변통 이상 외래(便通異常外來)'라는 특별 외래환자를 받고 있다. 그곳에는 설사와 변비 환자들이 많이 온다. 그 사람들을 조사하면 설사로 오는 경우는 압도적으로 남성이 많고 변비로 오는 것은 여성이 절대적이다. 이것을 보더라도 여성이 변비에 많이 걸린다는 것을 알 수 있다.

그 이유는 도대체 어디에 있는 것일까?

가장 중요한 것은 호르몬 작용이라고 생각한다.

알고 있는 바와 같이 여성의 월경과 배란 리듬은 주로 난포 자극 호르몬과 황체 호르몬의 2가지 작용에 의해 컨트롤 되고 있다.

월경에서 배란까지는 난포 자극 호르몬이 주역을 맡고, 배란에서 월경까지는 황체 호르몬이 주역의 역할을 한다.

이 중 황체 호르몬은 대장의 연동을 억제하는 작용이 있다. 그것이 여성의 변비를 일으키는 원인이 아닐까 라고 생각된다. 즉, 배란에서 월경까지의 황체 호르몬이 주역인 시기가 변비가 되기 쉬운 시기라는 뜻이다. 이것을 여성에게 물으면, '그러고 보니.'라고 대답하며 월경이 시작될 때가 되면 배변이 잘 안된다는 여성이 적지 않다.

게다가 여성은 체력이 약하고 소위 무력 체질 또는 그에 가까운 사람이 많은 것이다. 그 때문에 위나 내장도 하수되어 있고, 대장의 변을 내보내는 운동도 약한 것이다. 배에 힘을 줄 때 배에 가해지는 압력도 부족한 사람이 많을 것이다.

여성은 남성에 비해 식사의 양이 적고 특히 다이어트를 하고 있으면 그 경향이 심해진다. 그 결과 변의 양이 적다는 것도 변비를 일으키는 원인이 될 것이다. 그리고 신경이 예민하므로 약간의 환경 변화에도 좌우되어 변비가 생기기 쉽다.

또 아침 식사 후 화장실에 가려해도 (특히 주부인 경우) 순서가 계속 뒤로 밀려 변의를 참아야 하는 상황도 문제를 더욱 크게 만드는 것이다.

임신중에는 특히 변비에 걸리기 쉽다

이 변비에 관한한 결점을 갖고 있는 여성 중에서도 임신을 하면 더욱 변비에 걸리기 쉽다. 그 가장 큰 이유는 앞에서도 설명한 호르몬의 작용에 있다.

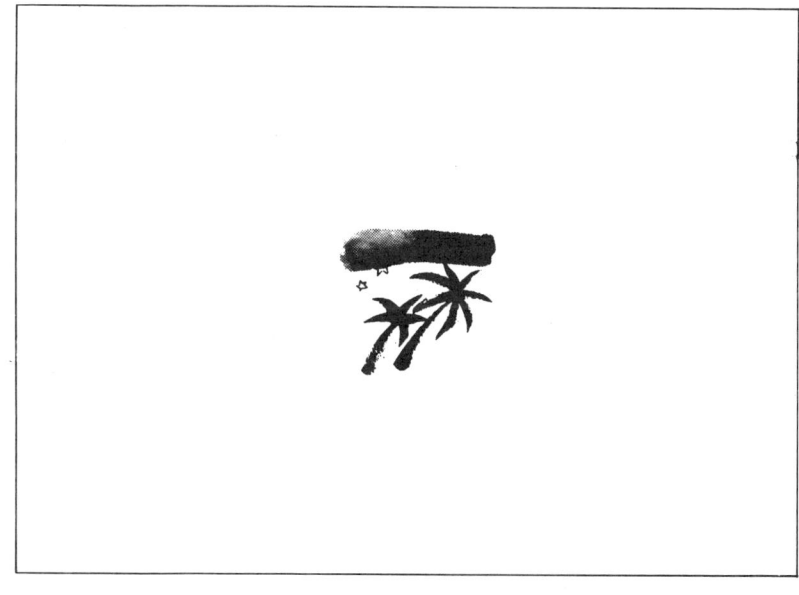

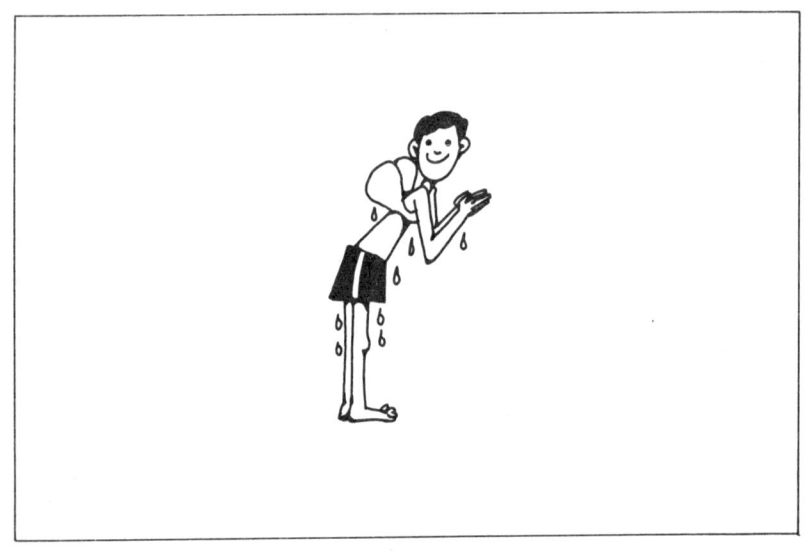

　배란이 끝나면 황체 호르몬이 주역이 되기 때문에 변비가 일어나기 쉬워진다고 앞에서 말했다. 그 때 임신이 성립되면 황체 호르몬의 작용은 더욱 높아진다. 이 상태는 임신 4개월에 들어갈 무렵 즉, 입덧이 끝날 무렵까지 지속되므로 그 동안 변비가 되기 쉽다. 그리고 이 시기는 입덧 때문에 음식을 충분히 먹을 수 없는 탓으로 변의 양도 적어져 더더욱 변비가 된다.

　그 후 황체 호르몬은 주역의 자리를 내려오므로 통과는 쉬워진다. 입덧도 가라앉고 식욕도 나며 그 결과 변의 양도 는다. 이것도 통을 일으키는데 좋은 상황이다.

　그러나 임신 6개월이 되면 자궁이 점점 커지기 때문에 장이 압박을 받고 다시 변비가 일어나게 된다. 동시에 혈관도 압박되기 때문에 하반신에 혈액의 울대가 일어난다. 그것이 치핵을 유발시키기도 하고 악화시키도 하며, 탈항(치핵이 항문 밖으로 나가 원래대로 되돌아 오지 않아 매우 아프다)을 일으키는 예도 적지 않다. 이렇게 하여 치질이 악화되기 때문에 배변을 참으면 변비를 조장하게 된다.

설사를 하지 않는 주의가 필요

임신중이라고 해서 변비 대책에 다른 점은 없지만 한가지 주의해야 할 것은 변비약의 사용이다. 함부로 변비약을 사용하면 설사를 일으키고 그 자극으로 자궁 수축이 일어나 유산이나 조산을 초래할 위험이 있기 때문이다. 임신중의 변비약 사용은 반드시 의사의 지시에 따라야 한다.

최근에는 부작용도 거의 없고 효과도 좋은 약이 나와 있으므로 임신중에도 안심하고 사용할 수 있다. 단, 사용하는 양은 의사의 지시를 잘 지켜야 한다.

음식물에도 설사를 일으키는 것이 있으므로 주의해야만 한다. 찬 우유를 마시면 반드시 설사를 하는 사람은 꼭 따뜻하게 데워서 마시거나 참아야 한다. 입덧 시기는 음식물을 조금 밖에 먹지 않으므로 배변이 2~3일에 1회가 되어도 걱정할 것 없다. 태아에게 해를 미치지는 않기 때문이다. 배가 팽팽하여 괴로우면 그 때 의사와 상담하여 변비약을 처방해 받는다.

입덧 때는 수분이 있는 것이 비교적 먹기 쉬우므로 과일을 많이 먹

도록 한다. 그렇게 하면 수분과 섬유질을 보급하는 것이 되어 변비 예방에 도움이 된다.

임신중에는 배의 아기를 걱정하여 운동 부족이 되는 경향이 있는데, 반대로 그것이 변비를 일으키는 원인의 하나가 되는 경우도 있다. 유산의 걱정 등 이상이 없으면 산책이나 가벼운 가사 일 등 적극적으로 몸을 움직이자. 그렇게 하면 배의 혈행도 좋아지고 장의 작용도 좋아져 변통에도 좋은 효과를 미칠 것이다.

임신중에도 평소와 마찬가지로 배변 습관을 가지는 것과 식사에 주의하는 것으로 변비 개선을 기하기 바란다.

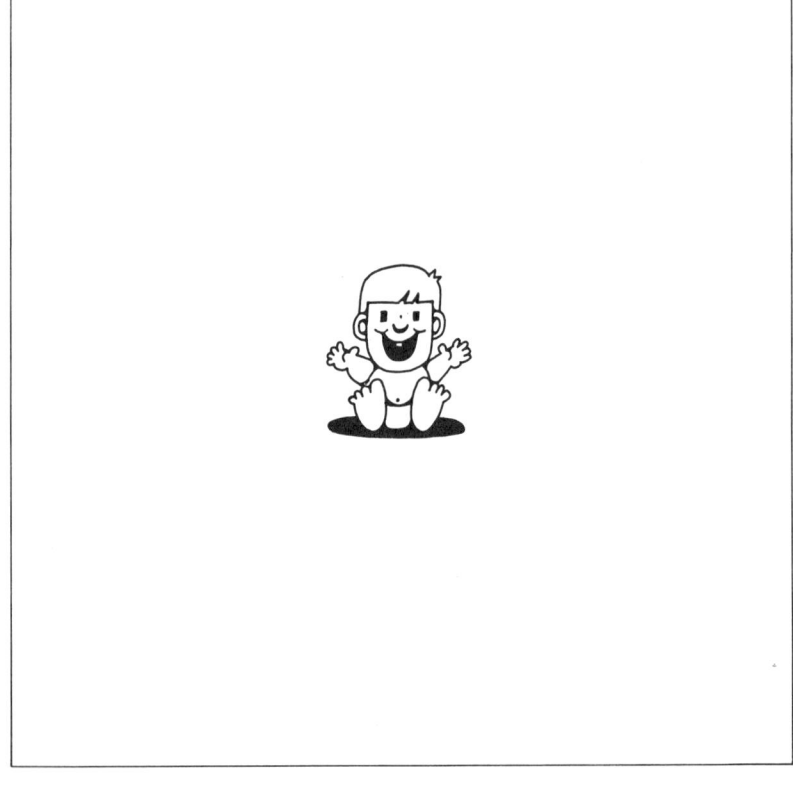

1 효과적인 변비 치료법

아기와 어린이의 변비는 이렇게 고친다

변비의 대부분은 식사에 원인이……

아기 (유아)는 1일에 1~3회에 걸쳐 부드러운 변을 보는 것이 보통이다. 개중에는 2~3일에 1회인 경우도 있는데, 고통없이 배변하면 변비라고 생각지 않아도 된다. 원인을 생각해 봐야 할 경우는 3일 이상 배변이 없을 때로, 이때는 소아과 의사의 진찰을 받도록 한다.

매일 배변해도 변이 딱딱하고 아무리 배에 힘을 주어도 충분히 배출되지 않거나 항문을 상처 입히는 경우가 있으면 이것 또한 변비다. 급히 원인을 찾아 대책을 강구해야 한다.

우선 생각해야 할 것은 모유나 분유의 부족이다. 모유인 경우에는 부족한지 어떤지 알기 어렵지만 체중이 느는 건 이상하다. 젖에서 떨어지지 않을 때 등은 모유 부족이라고 생각하여 분유의 양을 늘려야 한다. 인공유인 경우에는 너무 묽다고 생각할 수 있으므로 규정된 묽기인가 어떤가를 확인하자. 죽이나 과즙이 부족한 것도 생각해 보자.

이유기에 들어간 아기라면 계란, 생선, 고기 등의 단백질 식품만을 주고 있으면 찌꺼기가 없으므로 변이 적어져 변비가 된다. 야채나 과일을 많이 주도록 하자. 수분을 주는 것이 부족하지는 않는가도 검토하기 바란다.

유아기의 변비는 소화가 잘 되는 것만을 먹어 변의 재료가 되는 식

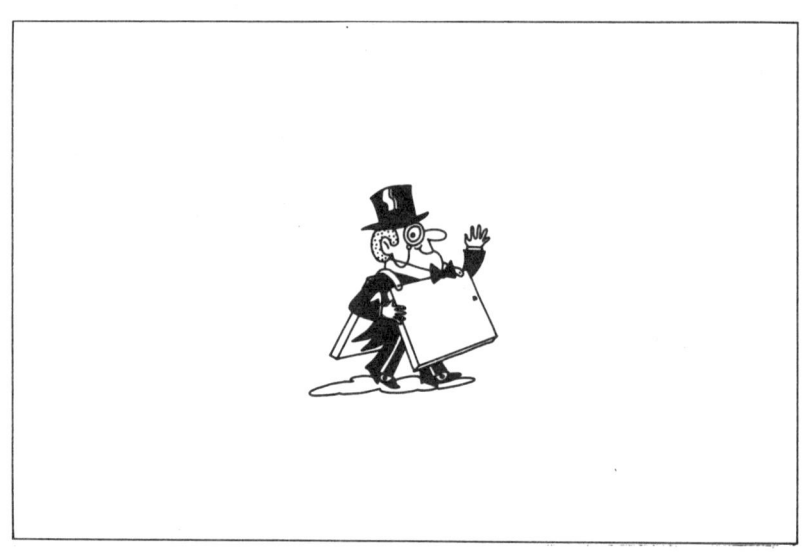

물 섬유가 부족하지 않는지를 생각해 보아야 한다. 우리 주위에서도 쥬스나 과자를 먹기 때문에 식사를 잘 안하고 섬유가 부족하여 변비를 일으키는 예를 자주 볼 수 있다.

식사를 개선하고 과즙·당분을 준다

모유가 부족할 때는 인공유를 보충시켜 혼합 영양을 한다. 인공 영양인 경우에는 농도나 양을 규정대로 하여 준다. 그만큼 변비가 좋아지는 것이나, 모유나 우유가 충분한데도 변비일 때는 토마토즙·사과즙을 준다. 그대로인 농도 또는 2~3배 묽은 농도를 1회에 20~50 m 씩 하루에 2~3회 준다. 5% 정도의 설탕을 가하면 보다 효과적이다.

배변 상태를 보면서 그 양을 조절한다. 단순한 설탕물, 꿀물 (5~10%의 농도)을 주어도 변이 부드러워지고 배변이 잘 된다. 또 시판되고 있는 과일 엑기스를 사용하는 것도 효과가 있다.

이유기의 아기에겐 과일·야채·해조류 등 식물 섬유가 많은 식품을 많이 주도록 하자. 한천(寒天)과 과즙으로 만든 젤리에 설탕으로 맛을 내어 먹이는 것도 좋을 것이다.

유아기가 되면 변비 대책은 성인의 경우와 같다. 식물 섬유가 많은 음식을 많이 먹이고 매일 아침 식사 뒤에 화장실에 가는 습관을 들이자. 수분을 충분히 섭취하도록 하는 것도 중요하지만 설탕이 든 음류만을 주면 그것으로 만복(滿腹)이 되어 식사를 할 수 없게 된다.

식사 조절을 해도 잘 안될 때는 관장으로 배출시키고, 큰 어린이라면 시판되는 관장기로 관장을 한다.

가정 교육의 실패가 원인이 되기도

태어나면서부터 심한 변비가 계속되어 여러가지 대책을 실시해도 그다지 효과가 없는 경우에는 병이나 이상을 생각할 수 있다. 또 유아기의 변비는 가정 교육이 잘 되지 않거나 정신적인 트러블이 원인이 되는 경우도 있다.

막 태어난 아기가 시간이 지나도 변통이 없을 때는 태어나면서부터

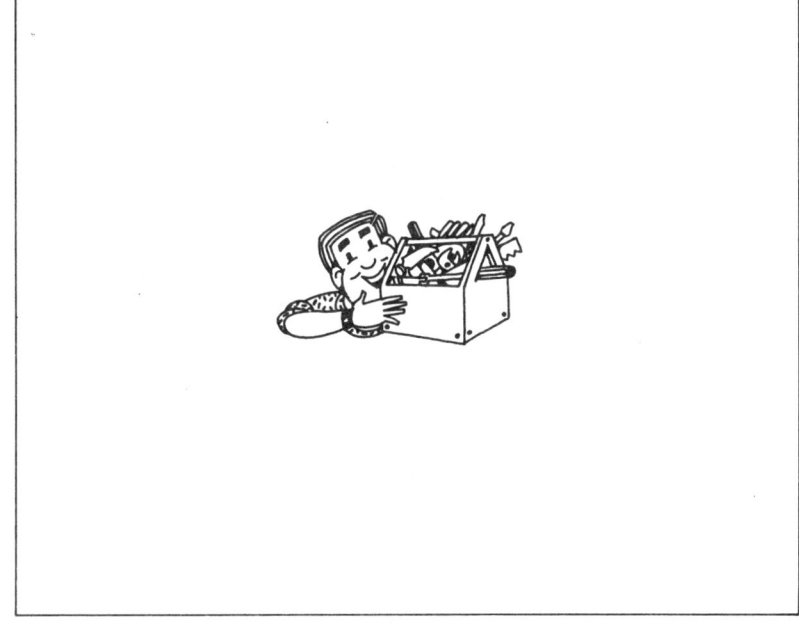

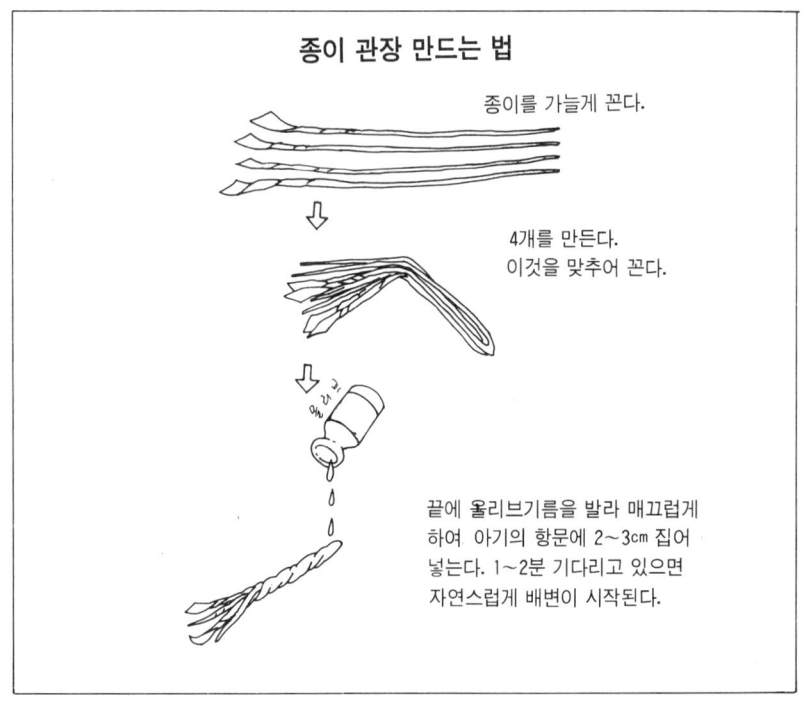

항문이 막혀 있는 '쇄항(鎖肛)'이 의심된다.

  신생아부터 심한 변비가 계속될 때에 생각할 수 있는 것은 '히루슈 스프루닝증'이다. 결장에서 직장으로 연결되는 부분에 있는 변의를 느끼는 신경이 없고 게다가 그 부분이 가늘어져 있어서 그 위의 직장에 변이 쌓여 변비가 된다. 선천적인 병이므로 수술을 하고 그 뒤 하제를 사용하여 배변을 기한다.

  이 외 갑상선 기능 저하증, 정신박약, 뇌성마비 등도 있으므로 빨리 전문의의 진료를 받아두자.

  유아기에는 배변 교육이 잘 되지 않기도 하고 부모의 관심을 얻기 위해 변비를 만드는 경우도 있다. 오줌을 싸서 엄하게 야단을 치면 그것이 마음에 남아 변의를 참아 변비가 되기도 한다. 또 항문이 아파 배변을 참게 되어 변비가 되는 경우도 있다.

② 효과적인 변비 치료법

노인의 변비에는 특히 신경쓸 것

70세를 넘으면 변비가 급증한다

나이를 먹으면 변비가 되는 사람이 증가한다. 70세가 되면 변비환자가 늘어난다고 일컬어지고 있어 70세 전후가 변비 환자가 증가하는 하나의 경계가 되고 있다고 생각된다.

어째서 나이가 들면 변비가 증가하는 것일까? 그 이유는 몇가지를 생각할 수 있다.

①이가 약하거나 소화력이 저하되기 때문에 부드럽고 소화가 잘 되는 것만을 먹게 된다. 게다가 먹는 양 전체가 적어지므로 찌꺼기가 적어지고 변의 양도 줄어든다.

②몸의 근육이 쇠약해지므로 내장도 하수된다. 그 탓으로 운동이 일어나는 힘도 약해지고 변을 운반하는 기능도 저하된다.

③배에 주는 힘도 약해진다.

④신경도 둔해져 위·대장 반사나 직장·결장 반사가 좀처럼 일어나지 않고 변의도 느껴지지 않게 된다.

⑤몸을 움직일 수 없게 되므로 운동부족이 되고 전신의 근력 저하를 초래한다. 또 혈행도 나빠지고 장의 작용도 저하된다.

⑥찌꺼기의 흡수 능력이 저하되기 때문에 배가 팽팽해지기도 하고

변비를 동반하는 증상이 나타나기 쉬워진다.

⑦대장암, 대장게실, 과장 결장증, 당뇨병, 뇌혈관 장해, 치질 등 변비의 원인이 되는 병이 늘어난다.

이들 원인이 여러가지 겹쳐 노인의 변비가 증가한다고 생각된다.

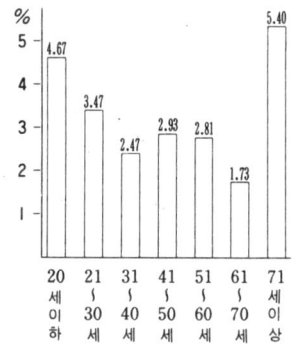

환자 전체 중에서 변비 환자가 차지 하는 비율

병을 체크한 뒤 변비 대책을

노인의 변비에서 특히 신경을 써야 할 것은 위의 ⑦과 같은 여러 가지 병이다. 장 뢴트겐 검사(주장(注腸)X선 검사)나 내시경 검사를 하여 대장암이나 휴실 등 대장의 병이 없나 확인한다. 또 전신 검사도 하여 잘 확인해 두어야 한다. 노망이 시작되면 변의를 알아 차리지 못하거나 무시하기 때문에 변비가 되는 경우도 있으므로 그 점에 대해 체크해 둘 필요가 있다.

이런 병이나 이상이 없으면 대부분은 결장성 변비 또는 직장성 변비인데 대부분 이 양자가 겹쳐 있다.

변비 치료의 원칙은 노인의 경우에도 다름이 없다. 매일 정해진 시간에 배변 습관을 들이는 것이 중요하고, 생활과 식사를 개선한다. 노인이 특히 주의해야 할 것은 다음에 든 점들이다.

①이가 나쁘다, 소화가 잘 안된다고 해서 소화가 잘 되는 부드러운 것만 먹지 말고 식물 섬유가 많은 딱딱한 것도 먹어야 한다. 소화력이 저하된 것은 잘 씹는 것으로 보충하면 이나 잇몸을 튼튼하게 유지할 수 있다. 식물 섬유를 많이 섭취하는 것은 변비 뿐만 아니라 성인병 예방에도 좋다.

②변을 부드럽게 유지할 수 있도록 수분을 충분히 취해야 한다. 야간에 화장실에 가는 것이 싫다 해서 수분을 삼가하는 사람이 있는데

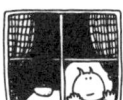

이것은 변비를 조장할 뿐만 아니라 혈액을 짙게 하여 뇌경색이나 심근경색의 위험도 높아지고 노망을 초래하기도 한다.

③아무래도 운동 부족이 되는 경향이 있으므로 일상 생활 속에서 적극적으로 몸을 움직이는 노력이 필요하다. 산책이나 가벼운 체조, 가정일 등 몸을 사용하는 작업을 하여 근력을 강화시키면 대장의 운동도 되고 배에 주는 힘도 강해진다.

④마사지, 지압, 체조 등을 하여 변의를 일으키는 노력도 중요하다. 특히 복근을 단련하는 체조는 여행(勵行)하도록 한다.

⑤우유는 장의 운동을 높이고 변의를 일으키는 것과 함께 노인에게 중요한 단백질인데 칼슘을 보급하는 의미에서도 좋은 식단이다.

⑥그리고 무엇보다도 변의가 일어나면 곧 화장실에 가도록 해서 변의가 일어나는 타이밍을 놓치지 않아야 한다.

고혈압인 사람의 변비는 요주의

변비는 고혈압을 조장하는 원인의 하나라고도 일컬어지고 있다. 고혈압의 치료를 위해서도 변비를 개선해 두는 것이 중요하다.

또 반대로 고혈압으로 강압제를 먹고 있는 사람의 경우, 강압제 때문에 변비가 일어나는 경우가 있다. 혈압을 내리는 약 중에도 강압 이뇨제는 체내의 수분을 뇨로 배출시키는 작용이 있기 때문에 수분 부족이 되어 변이 조여져 변비가 일어나기 쉬운 것이다. 강압 이뇨제를 사용중인 사람은 수분이 부족하지 않도록 해야 한다.

고혈압인 사람 중에서도 변비가 가장 무서운 것은 뇌졸중의 방아쇠가 되기 때문이다. 화장실에 들어가 배변 때문에 배에 힘을 주는 것은 복압을 주기 때문에 혈압이 오른다. 약간만 배에 힘을 주어도 최대 혈압이 60~70mmHg 정도 올라간다고 일컬어질 정도이다. 이렇게 되면 뇌의 혈관에 강한 압력이 생기고 뇌출혈을 일으킬 위험이 증가된다.

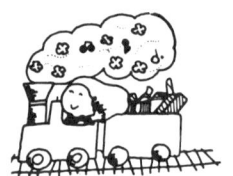

3 효과적인 변비 치료법

스트레스가 많은 세대에게 빈발하는 변비 고치는 법

복통을 동반한 설사

대장의 일부가 강하게 수축되어 경련을 일으키고 변의 통과가 방해받아 나타나는 변비를 '경련성 변비'라고 한다.

결장성 변비 등 보통 변비가 대부분 복통을 일으키는데 비해 '반드시'라고 말해도 좋을 정도로 복통을 동반하는 것이 이 변비의 특징이다. 복통은 대부분 왼쪽 아랫배에 일어나는데 상복부나 오른쪽 아랫배에 일어나는 경우도 있다. 게다가 그 통증은 자주 이동하여 장의 흐름을 따라 일어나는 것이 보통이다.

통증이 시작되는 것은 식사 직후가 많은데, 이것은 위·대장 반사(위에 음식물이 들어가면 반사적으로 대장이 운동을 시작한다)에 의한 것이다. 대장의 운동이 일어나 변이 이동되므로 복통과 함께 변의가 일어난다. 화장실에 가도 생각처럼 배변이 되지 않고 토끼의 똥처럼 딱딱한 변이 소량 배출되는데 지나지 않는다. 연필과 같은 가는 변이 소량 나오는 경우도 있다. 변에 점액이 섞이는 것이 특징으로, 이것이 진단의 첫째 기준이 된다. 배변을 하거나 가스가 나오면 통증은 가라

앉는다.

그러나 배변 한 뒤에도 변이 나오지 않은 느낌이 남아 있기 때문에 몇번이나 화장실에 가는 경우도 있다. 1일 배변 횟수가 많으므로 변비가 아니라고 생각되지만 변이 나오기 어렵고 양이 적으므로 변비이다.

또 배에 가스가 쌓여 있는 경우가 많고 배가 팽팽하기도 하고 복명(腹鳴)현상이 일어나기도 한다. 그 외 트림, 속쓰림 등의 증상도 종종 동반한다. 위장과 직접 관계는 없지만 나타나는 증상의 예로는 '쉽게 지친다', '나른하다', '어깨가 결린다', '불면증이 있다', '가슴이 두근거린다', '두통이 생긴다', '머리가 무겁다', '현기증이 난다' 등을 자주 볼 수 있다.

이런 경련성 변비 증상이 계속되면 이번에는 복통과 함께 설사가 일어난다. 그것이 가라앉으면 또 변비가 시작되는 타입도 있다.

경련성 변비는 검사를 해도 기질적인 이상은 발견할 수 없다. 장의 작용 이상에 의해 일어나는 병이기 때문이다.

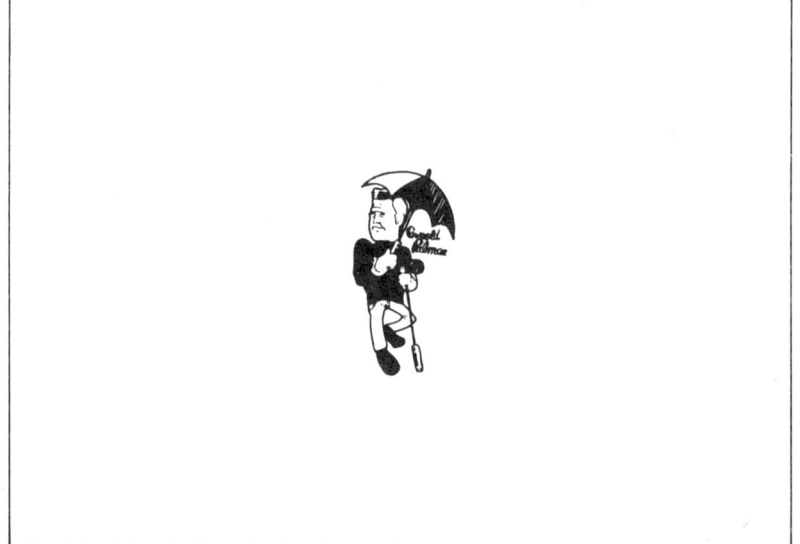

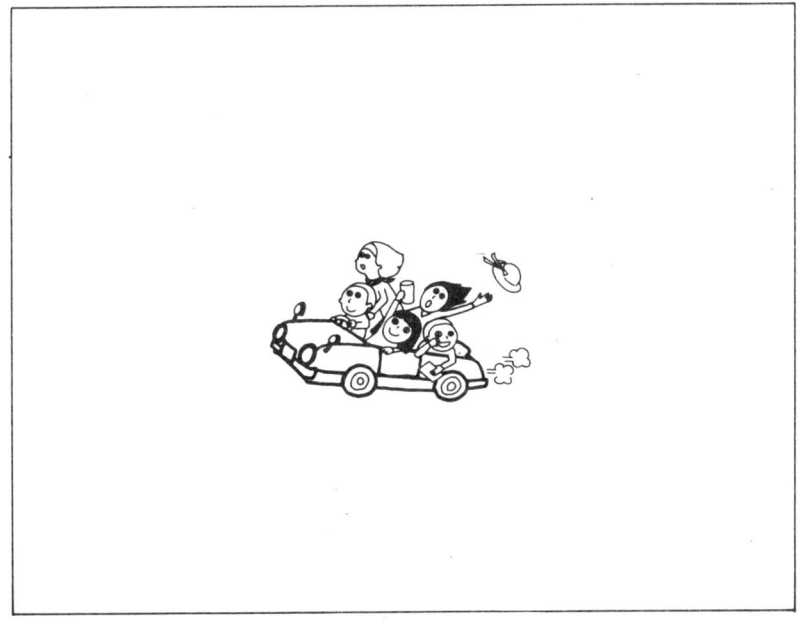

30대 이하의 젊은이들에게 많다

경련성 변비는 전문적으로는 '과민성 대장 증후군'(최근에는 소장도 원인이 된다는 것이 알려졌기 때문에 정식으로는 과민성 장 증후군이라고 부른다) 또는 단순히 '과민성 대장'이라고 불리고 있다. 증후군의 이름 그대로 여러 가지 타입이 있고 그 중 변비형인 것을 특히 경련성 변비라고 한다. 타입 분류법에는 여러 가지가 있지만 여기에서는 다음과 같이 분류해 보겠다.

① 설사형 40%
② 변비형 36%
③ 설사 변비 교대형 20%
④ 점액 배설형 4%

설사병은 신경성 설사나 만성 설사증이라고 하고, 만성적으로 설사나 연변(軟便)이 계속되기도 하고 정신적 스트레스가 있을 때 갑자기 설사가 시작된다. 언제 어디서 설사가 시작될지 모르므로 이런 사람들 중에는 통근 도중의 역 화장실을 전부 알고 있는 사람이 많을 것이다.

연변(軟便)이 만성적으로 계속되는 사람의 대부분은 복통을 일으키지 않지만 갑자기 설사를 하거나 변비와 설사를 반복하는 사람 중에는 설사가 시작될 때 일시적으로 복통이 동반되는 경우가 있다.

그러나 설사가 계속됨에도 불구하고 마르거나 하지는 않는다. 본인은 언제 설사를 할 지 알 수 없는 것만이 고민이고, 다른 신체적인 고통은 없는 것이 특징이다.

과민성 대장을 자주 볼 수 있는 증상

소화기 증상	복통	심와부 / 계근부 / 제부 / 하복부
	복통 변통 이상	설사 / 변비 / 설사변비교대 / 점액배설
	복부 팽만감	상복부 / 하복부
비소화기 증상		가슴 두근거림 / 트림 / 식욕부진 / 복명
		피로무력감 / 불면 / 동계 / 피부이상감각 / 어깨결림 / 현기증 / 두통,두중 / 기타

변비형 설사 변비 교대형에 대해서는 앞에서 설명한 그대로이다.

점액 배설형이라는 것은 문자 그대로 점액을 다량으로 배출하는데 그 때 강한 복통을 일으킨다.

그래프로 나타내었듯이 과민성 대장은 10대에서 30대까지의 젊은이에게 많은 것이 특징이다.

자율 신경이 불안정한 사람에게 스트레스가 가해지면……

그럼 경련성 변비는 어째서 일어나는 것일까?

대부분의 경우, 본래 자율 신경의 작용이 불안정한 요소를 갖고 있는 사람에게 그 어떤 스트레스가 가해지고 그것이 방아 쇠가 되어 일어난다고 생각된다.

세균 감염이나 알레르기성 장염, 항생물질 복용에 의한 장내세균의 이상, 설사약(변비약)의 남용, 과로, 수면부족 등도 모두 스트레스이지만 특히 중요한 원인이 되는 것은 역시 정신적 스트레스이다.

이것은 과민성 대장 증후군의 조두에 해당된다.

자율 신경이 불안정한 사람이 가령 일이 잘 안되거나 시부모와 며느리의 트러블이 생겨 정신적 스트레스를 받았다고 하자. 그러면 자율 신경은 밸런스가 깨지고 부교감 신경의 작용이 강해지기 때문에 대장의 작용이 이상하게 항진하여 경련이 일어나고 변의 통과가 방해를 받는다.

이것이 경련성 변비이다. 대장의 운동이 이상하게 활발해지고 변의 통과가 빨라지면 수분의 흡수가 맞지 않아 설사가 된다. 신경성 설사라고 불리우는 것이 이것이고, 대장에서 점액의 분비가 이상하게 활발해지는 것이 점액 배설형이다.

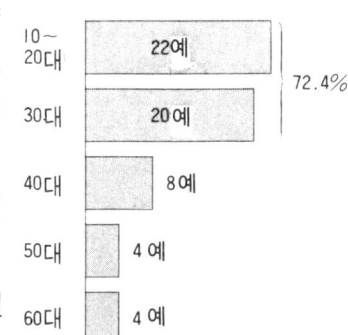

과민성 대장 증후군의 연령별 환자수

10~20대	22예
30대	20예
40대	8예
50대	4예
60대	4예

72.4%

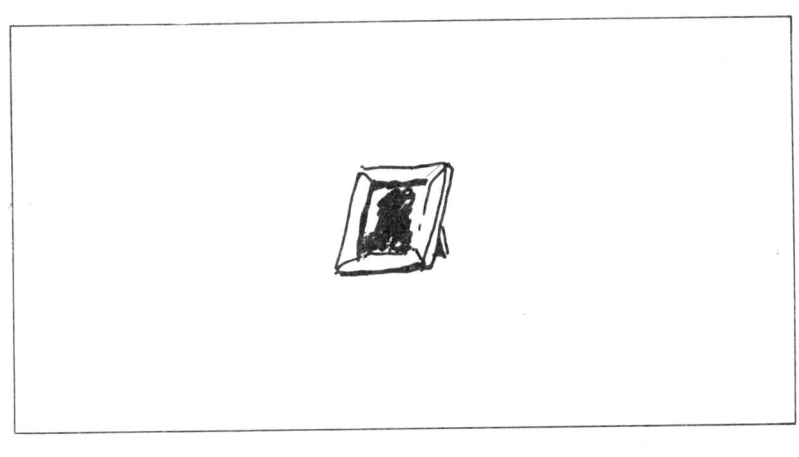

강한 하제를 사용할 때 설사가 일어나는 것이 이와 같은 원리이며 약의 작용으로 대장의 운동이 이상하게 활발해지는 것이다.

변비약을 사용하여 언제나 설사를 일으켜 배변하는 것은 인공적으로 과민성 대장을 만드는 것과 같다. 더 나아가서는 진짜 과민성 대장이 되므로 주의해야 한다.

경련성 변비는 치료에 임하기 전에 우선 주장(注腸) X선 검사(바륨을 투입하여 뢴트겐 촬영을 실시한다)나 내시경 검사를 실시하여 기질적인 병이 없다는 것을 확인해 둔다. 변비에 걸리거나 설사를 하거나 양쪽을 반복하는 병에는 이 외에도 대장암, 대장 포리프, 대장 게실, 궤양성 대장염, 크론병 등 위험한 병도 있기 때문이다.

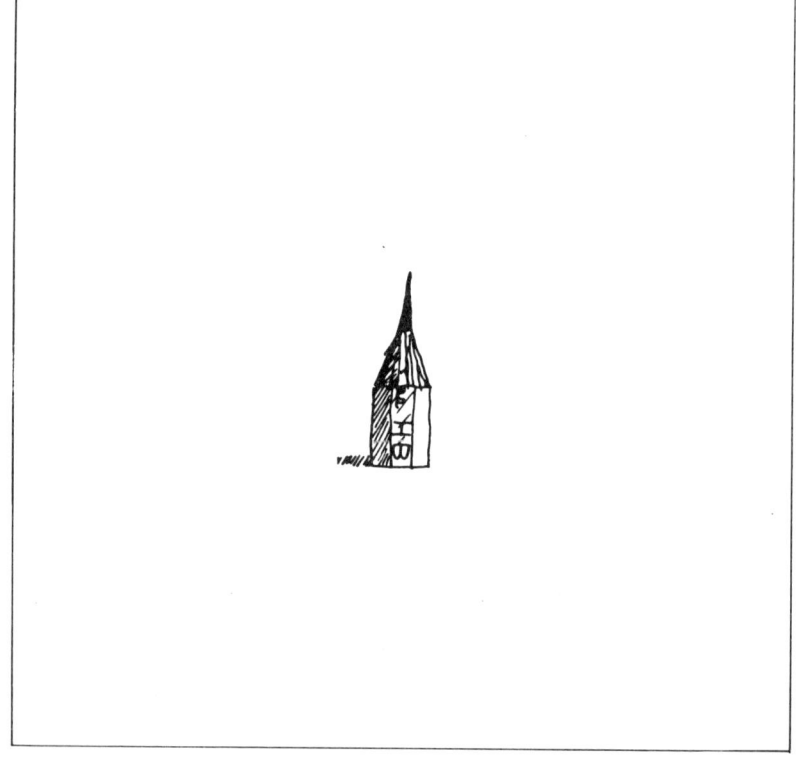

과민성 대장 증후군에 사용하는 한방 처방

	처방	체력	사용할 때의 주요 기준
변비 설사 교대형 (불안정형)	계지가작약대황탕 소건중탕	허약 허약	복부 팽만, 복통 동반 체질 허약, 쉽게 피로 혈색이 나쁘다.
변비형	대황감초탕 삼황사심탕	충실	상습 변비 현기증 기미, 불안 불면을 호소한다.
설사형	반하사심탕 인삼탕	중간정도 허약	명치 끝이 아픔. 기분이 나쁘다. 구토 식욕부진. 권태감, 식욕부진, 복부연약무력
정신신경증 증상 저명(著明)	반하사심탕 가미소요산	중간정도 허약	설사 경향으로 불안, 불면 호소 변비 경향으로 정신 불안 초조한 기분이 든다.

몰두할 수 있는 취미를 발견하는 것도 한 방법

검사로 기질적인 병이 없다는 것을 확인했으면 경련성 변비를 가져오는 것이 무엇인가를 찾아내야 한다. 정신적인 스트레스 등 짐작 가는 것이 있으면 그것을 해결하도록 노력하기 바란다.

그리고 평소에 어떤 점에 유의해야 할 것인가를 이하 몇가지 열거해 보겠다.

① 규칙적인 생활을 명심하고 생활 리듬을 갖는다.

② 수면 부족을 피하고 과로하지 않는다.

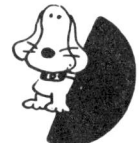

③아침 식사 후 반드시 배변하는 습관을 들인다.

④휴일에는 반드시 쉬고 휴식을 취하며 레크레이션도 좋다.

⑤몰두할 취미를 찾아 스트레스 해소를 기한다. 엎드려 TV를 보는 것은 그만 두고 자신이 몰두할 수 있는 것을 찾는다.

⑥편하게 대화할 수 있는 친구와의 교류를 꾀한다. 한잔 하면서 마음 속 이야기를 하는 것도 좋다.

⑦산책한다. 엘리베이터를 타지 않고 계단을 오른다. 버스 정류장에서 한 정거장 먼저 내려 걷는다. 몸을 움직이는 방법을 연구하고 노력한다.

⑧달리기, 수영, 테니스, 배드민턴 등 한두가지 스포츠를 하는 것도 좋다.

⑨직장이나 가정 내의 트러블이나 걱정거리는 빨리 해결할 수 있도록 적극적으로 노력한다.

⑩과민성 대장을 걱정하여 '이것도 안된다', '저것도 안된다'라고 생활을 소극적으로 해서는 안된다. 이 병을 자신의 건강도나 스트레스의 바로미터로 하여 적극적으로 생활한다.

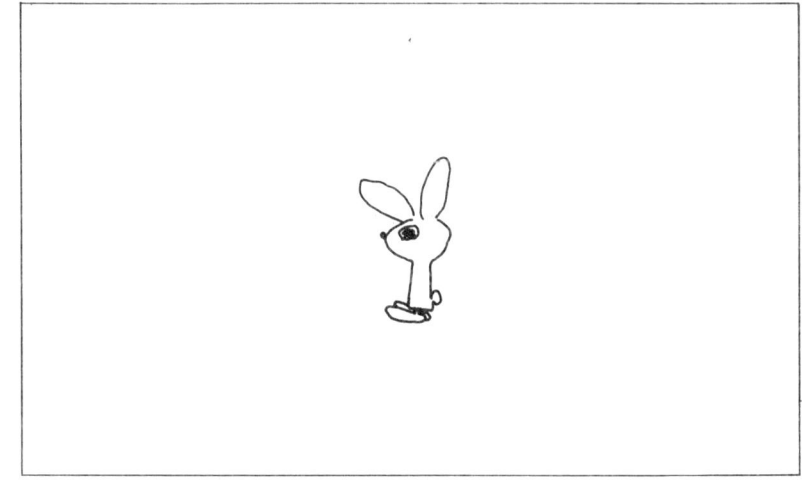

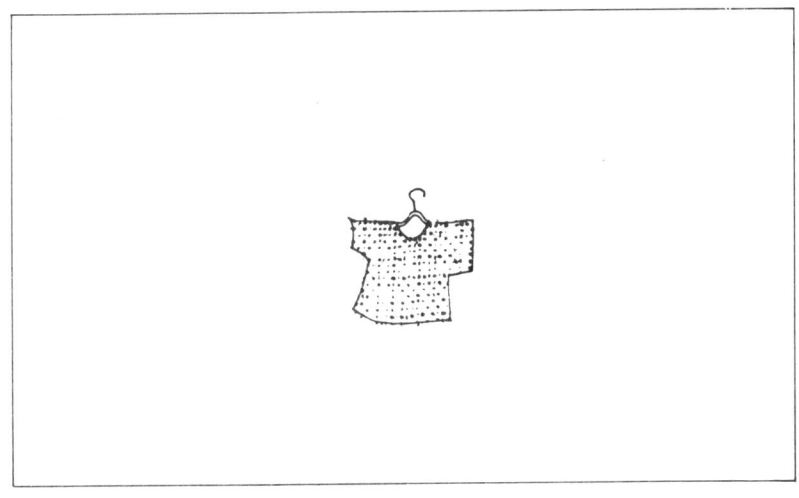

함부로 변비약을 사용하지 않는다

이 병은 장에 자극을 주면 아무래도 경련이 일어나기도 하고 장의 운동이 활발해지는 경향이 있다. 그러므로 찬 음식은 피하고 따뜻한 것을 먹도록 하자.

알콜 음료는 스트레스를 해소하는 데는 효과가 있지만 차게 마시거나 양을 많이 마시거나 하면 역효과가 난다. 적량을 마시자. 또 과음과 함께 과식도 삼가한다.

그러나 먹어서는 안될 것은 특별히 없다. 영양의 균형이 잡힌, 편중되지 않은 식사를 하면 무엇이든 좋다.

단, 한가지 문제는 식물 섬유이다. 이제까지 섬유는 장을 자극하여 경련성 변비에 좋지 않다고 하였다. 그러나 최근 연구에 의하면 오히려 효과가 있다고 일컬어지고 있다. 섬유를 취하면 배변이 좋아지고 장의 내압도 내려가며 경련성 변비의 증상도 개선된다는 보고가 있다. 또 설사형인 사람에게 섬유를 많이 주면 수분을 흡수하여 변이 딱딱해진다. 이것이 환자에게 정신적으로 좋은 영향을 주었다는 연구도 보고되었다.

단, 경련성 변비에 변비약을 사용해서는 안된다. 설사를 일으킬 뿐만 아니라 배를 아프게 하기 때문이다. 사용할 수 있는 약은 장의 긴장을 가라앉히는 약이나 정신안정제 등인데 반드시 의사의 지시로 이용해야 한다.

최근에는 한방 요법도 이 병에 효과가 있다는 것이 알려져 있어 주목되고 있다. 단, 사용하기 전에 반드시 전문가와 상담하기 바란다.

```
판 권
본 사
소 유
```

철저한
변비 치료법

2003년 8월 25일 재판
2003년 8월 30일 발행

지은이 / 현대건강연구회
펴낸이 / 최　상　일

펴낸곳 / 太乙出版社
서울특별시 강남구 도곡동 959-19
등록 / 1973년 1월 10일 (제4-10호)

ⓒ2001, TAE-EUL publishing Co., printed in Korea
잘못된 책은 구입하신 곳에서 교환해 드립니다.

■ 주문 및 연락처
우편번호 100-456
서울특별시 중구 신당6동 52-107 (동아빌딩 내)
전화 / 2237-5577　팩스 / 2233-6166

ISBN 89-493-0186-5 13510

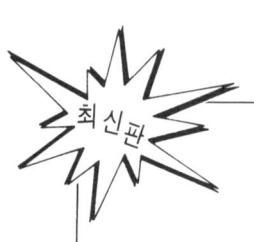

"太乙出版社가 엄선한 현대 가정의학 시리즈"

✻ 현대 가정의학 시리즈 ①
눈의 피로, 시력감퇴 치료법

✻ 현대 가정의학 시리즈 ②
명쾌한 두통 치료법

✻ 현대 가정의학 시리즈 ③
위약, 설사병 치료법

✻ 현대 가정의학 시리즈 ④
스트레스, 정신피로 치료법

✻ 현대가정의학 시리즈 ⑤
정확한 탈모 방지법

✻ 현대 가정의학 시리즈 ⑥
피로, 정력감퇴 치료법

✻ 현대 가정의학 시리즈 ⑦
완전한 요통 치료법

✻ 현대 가정의학 시리즈 ⑧
철저한 변비 치료법

✻ 현대 가정의학 시리즈 ⑨
완벽한 냉증 치료법

✻ 현대 가정의학 시리즈 ⑩
갱년기장해 치료법

✻ 현대 가정의학 시리즈 ⑪
감기 예방과 치료법

✻ 현대 가정의학 시리즈 ⑫
불면증 치료법

✻ 현대 가정의학 시리즈 ⑬
비만증 치료와 군살빼는 요령

✻ 현대 가정의학 시리즈 ⑭
완벽한 치질 치료법

✻ 현대 가정의학 시리즈 ⑮
허리·무릎·발의통증 치료법

✻ 현대 가정의학 시리즈 ⑯
코 알레르기 치료법

✻ 현대 가정의학 시리즈 ⑰
어깨결림 치료법

✻ 현대 가정의학 시리즈 ⑱
기미·잔주름 방지법

✻ 현대 가정의학 시리즈 ⑲
자율신경 실조증 치료법

✻ 현대 가정의학 시리즈 ⑳
간장병 예방과 치료영양식